Simons • Fengler

Der Rücken-Doc:

Bandscheibenvorfall

Liebe Leserin, lieber Leser,

wenn es um die eigene Gesundheit geht, darf man nichts dem Zufall überlassen. „Für eine bessere Medizin und mehr Gesundheit im Leben“: So lautet das Qualitätsversprechen der Marke Thieme. Ärztlich Tätige, Pflegekräfte, Physiotherapeuten oder Hebammen – sie alle verlassen sich darauf, dass sie von Thieme, dem führenden Anbieter von medizinischen Fachinformationen und Services, die entscheidenden Informationen zur richtigen Zeit am richtigen Ort bekommen. So können sie die Menschen, die sich ihnen anvertrauen, bestmöglich unterstützen. Auch Sie können sich auf die TRIAS Ratgeber mit dem Thieme Qualitätssiegel verlassen! Diese Informationsangebote helfen Ihnen dabei, die richtigen Entscheidungen zu treffen, wenn es um Ihre Gesundheit geht, selbst daran mitzuwirken, gesund zu werden, sich gesund zu erhalten oder das Fortschreiten einer Erkrankung zu vermeiden. Mit einem TRIAS Titel aus dem Hause Thieme überlassen Sie Ihre Gesundheit nicht dem Zufall!

Ihr TRIAS Team

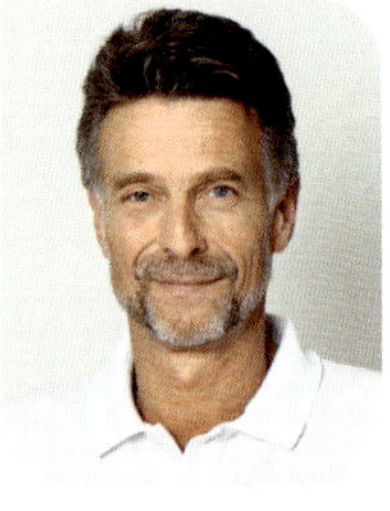

Drs. Patrick Simons wurde in Nimwegen und Münster zum Neurochirurgen ausgebildet und gründete 1994 in Köln seine erste auf die Wirbelsäule spezialisierte neurochirurgische Praxis. Nach 25 000 Operationen darf er sich zu Recht »Rücken-Doc« nennen. Die minimalinvasive Chirurgie sowie die verständliche Erklärung der Wirbelsäule sind seine Ziele. In der Mediapark-Klinik in Köln versorgt er mit seinem Team mit Sohn Cedric eine internationale Patientenklientel.

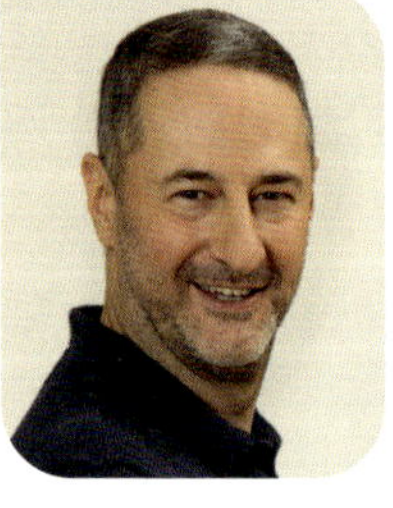

Arndt Fengler ist ausgebildeter Physiotherapeut,-Osteopath und Heilpraktiker. Er lebt in der Schweiz und arbeitet als Lehrer für manuelle und aktive Faszientherapie. Mit seiner Frau betreibt er eine Gesundheitspraxis in Koppigen.

Drs. Patrick Simons
Arndt Fengler

Der Rücken-Doc: Bandscheibenvorfall

Die richtige Diagnose, die besten Therapien
und die 20 wichtigsten Übungen

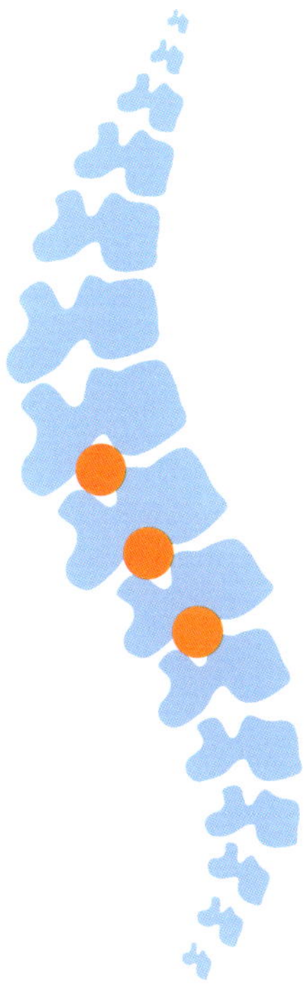

TRIAS

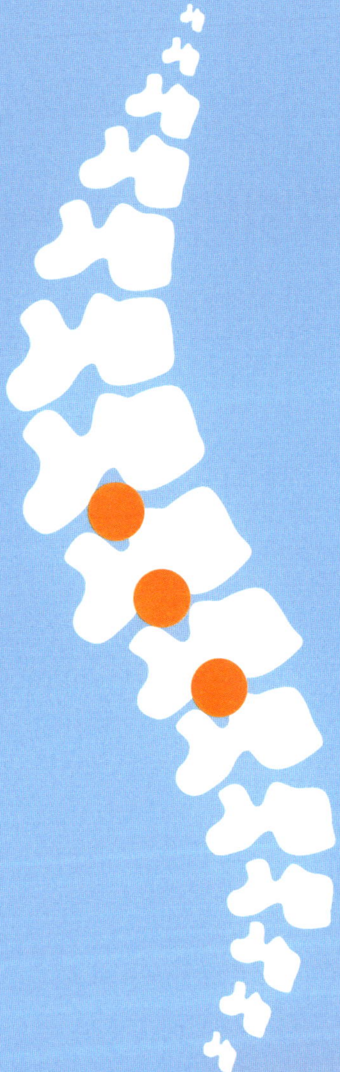

Exkurse

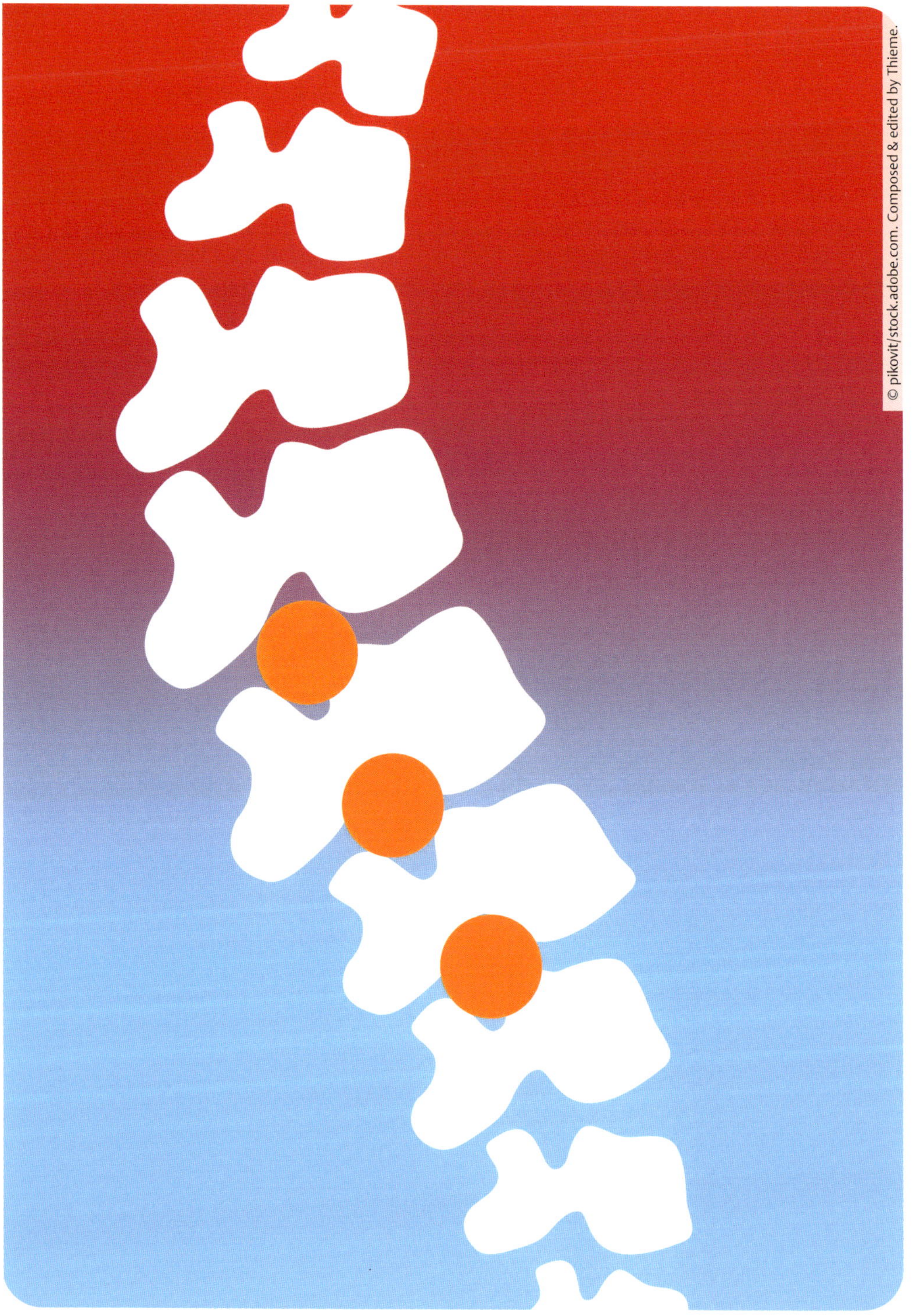

Liebe Leserin, lieber Leser,

der Rücken ist ein sehr komplexer Teil des menschlichen Körpers, der wichtige tragende und stabilisierende Aufgaben hat. An den aufrechten Gang des Menschen ist er jedoch evolutionär noch nicht optimal angepasst. Es kann buchstäblich viel schiefgehen! Sehr viele Menschen sind von Rückenschmerzen betroffen, die sie stark einschränken können.

Dieses Buch möchte Ihnen Ihre Wirbelsäule und insbesondere den Bandscheibenvorfall erklären. Es ist nicht als wissenschaftliche Abhandlung gedacht, sondern als praxisnaher Ratgeber. Wir geben Ihnen theoretische Grundlagen mit sowie einen Überblick über Ihre Therapieoptionen inklusive eventuell notwendiger Operationen. Sehr wichtig ist uns das Thema Prophylaxe, dem wir einen wesentlichen Teil des Buches widmen. Wir zeigen Ihnen in Wort und Bild leicht zu erlernende Übungen, mit denen Sie einem Bandscheibenvorfall vorbeugen und Ihr Wohlbefinden verbessern können.

Je mehr Sie wissen, desto souveräner können Sie mit Ihren Beschwerden umgehen und desto besser stehen Ihre Chancen auf Besserung. Beängstigend und einschränkend ist vor allem das, was unbekannt und ein Rätsel ist. Lernen Sie also die unbekannte Schmerzquelle kennen. Die erfolgreichste Behandlung findet im Dialog statt, Behandelnde und Betroffene auf Augenhöhe. Als mündige Patientinnen und Patienten können Sie an Ihrer Therapie erfolgreich mitwirken.

Wir wünschen Ihnen viel Vergnügen beim Lesen und freuen uns auf Ihre Rückmeldungen.

Patrick Simons & Arndt Fengler

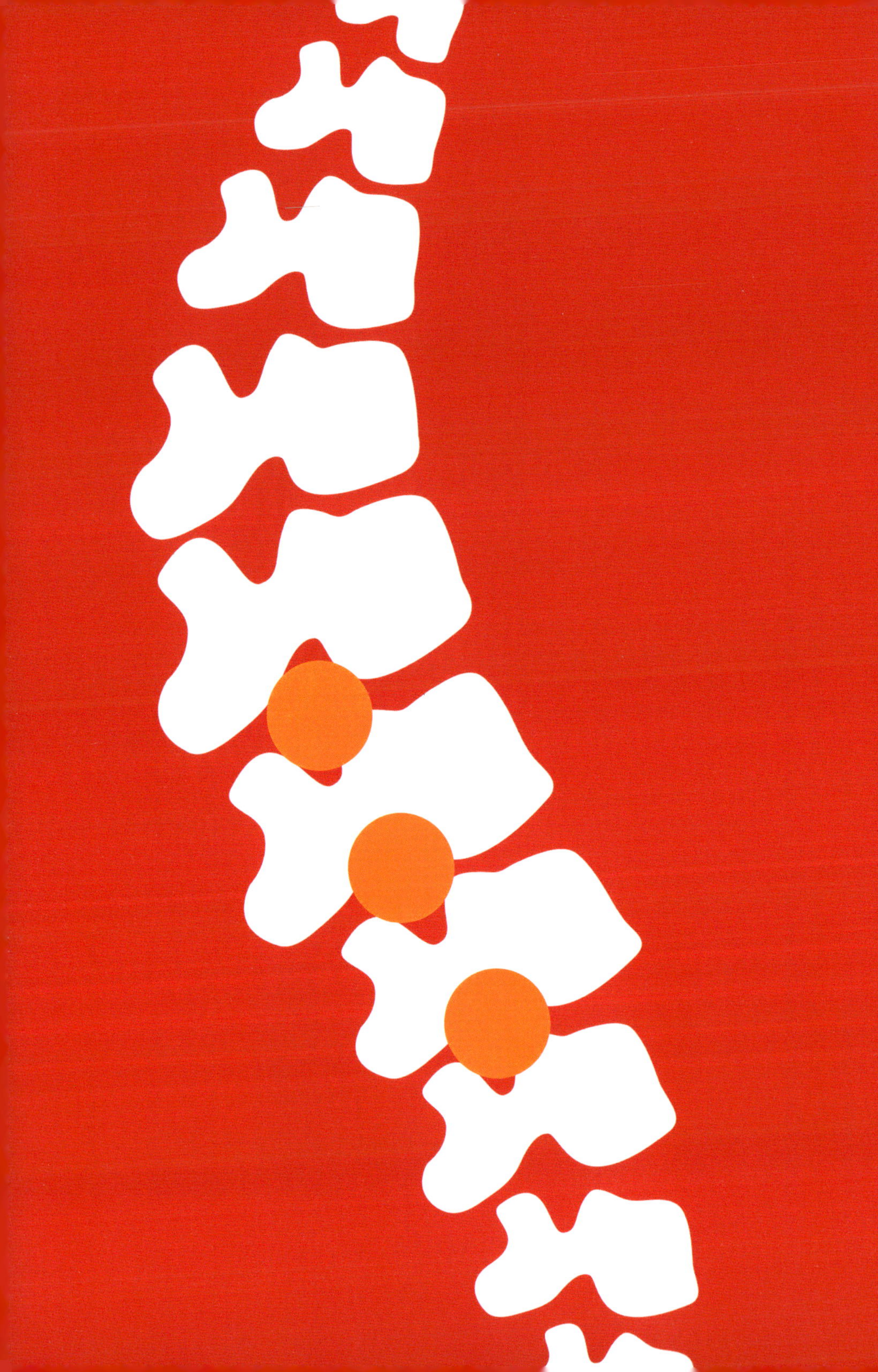

Bandscheibenvorfall – was passiert da?

Sehen wir uns das Problem Bandscheibenvorfall einmal von allen Seiten an. Wie kommt er zustande, wie äußert er sich und wie wird er diagnostiziert?

Anatomie der Wirbelsäule

Wie genau funktioniert eigentlich unsere Wirbelsäule? Werfen wir zunächst einen Blick auf die Anatomie.

Die Wirbelsäule ist Teil des Skelettsystems und die tragende Säule unseres Körpers. Sie muss den Körper aufrichten und stabilisieren sowie als Schutz für das empfindliche Rückenmark dienen. Am oberen Ende ruht der Kopf, seitlich setzen die Rippen an. Ganz unten läuft sie im Steißbein aus, das sich aus unserem Affenschwanz zurückentwickelt hat.

Die Wirbelsäule besteht aus insgesamt 33 bis 34 Wirbeln und ist in Abschnitte unterteilt (siehe Abb. S. 12). Die Halswirbelsäule am oberen Ende besteht aus 7 Wirbeln. An die Halswirbelsäule schließt die Brustwirbelsäule an, sie umfasst 12 Wirbel. Der Lendenbereich besteht aus 5 Lendenwirbeln und der Kreuzbeinbereich aus 5 Kreuzbeinwirbeln, die miteinander verschmolzen sind. Das Steißbein besteht aus 3 bis 5 miteinander verschmolzenen Steißbeinwirbeln.

Jeder Wirbel besteht aus einem runden Wirbelkörper und einem Wirbelbogen, der den Wirbelkanal bildet, rückenseitig begrenzt durch Dornfortsätze. Der Wirbelkanal bietet Platz für das Rückenmark und die Nervenwurzeln, die aus ihm austreten. Zwischen den Wirbeln liegen die Bandscheiben, die für Beweglichkeit und Flexibilität sorgen. Zusätzlich befinden sich kleine Gelenke zwischen den Wirbelbögen, die sogenannten Facettengelenke, sowie anhaftend Muskeln und Bänder, die Stabilität und Bewegung zugleich ermöglichen.

Die Bandscheibe ist ein knorpeliges Gewebe, das zwischen den Wirbeln der Wirbelsäule liegt. Sie besteht aus einem äußeren Faserring, dem Anulus fibrosus aus Fasern und Kollagenfasern, und einem inneren, geleeartigen Kern, dem Nucleus pulposus, der aus einer Mischung aus Wasser und Proteinen besteht (siehe Abb. S. 12).

Die Bandscheibe hat mehrere wichtige Funktionen. Sie verhindert, ein wenig wie ein Polster, dass die einzelnen Wirbel aufeinander reiben. Zudem absorbiert sie Stöße und Vibrationen und sie ermöglicht es der Wirbelsäule, sich zu biegen und zu drehen: Bei Drehbewegungen müssen die Bandscheiben zwischen den Wirbeln flexibel sein. Sie können sich dabei leicht seitwärts bewegen, um die Drehbewegung zuzulassen.

Zusammen mit den Muskeln, Bändern und Gelenken ermöglichen die Bandscheiben der Wirbelsäule eine Vielzahl von Bewegungen wie Beugen, Strecken und Drehen. Allerdings können sie im Laufe der Zeit degenerieren oder durch Verletzungen beschädigt werden. Eine Möglichkeit ist der Bandscheibenvorfall.

Die Aufgaben der Wirbelsäule

Die Wirbelsäule hat eine Reihe von Aufgaben – sehen wir Sie uns der Reihe nach an:

1. Aufgabe: Bewegung

Die Halswirbelsäule ermöglicht es uns, den Kopf in verschiedene Richtungen zu drehen, um unsere Umgebung wahrzunehmen und mit den Händen in diese Umgebung einzugreifen. In der Frühgeschichte der Menschheit war eine schnelle und genaue Wahrnehmung der Umgebung überlebenswichtig. Wo kommt der Säbelzahntiger oder das Mammut her? Dafür benötigt man die Halswirbelsäule, die es dem Kopf und damit den Augen ermöglicht, in viele Richtungen zu schauen. Heutzutage müssen wir natürlich keine Raubtiere mehr fürchten, auch wenn der Wolf wieder da ist! Im Straßenverkehr allerdings kann eine gute Wahrnehmung ja durchaus lebensrettend sein ... Und Neugierde ist ja auch eine typisch menschliche Eigenschaft.

Die obersten beiden Wirbel, Atlas und Axis, haben Spezialaufgaben im Bereich Beweglichkeit. Die restlichen Halswirbel sind flexibel, aber weniger für Drehbewegungen, sondern eher für Vorwärts- und Rückwärtsbewegungen zuständig.

In den ersten zwei Dritteln des Lebens ist die Halswirbelsäule äußerst beweglich, danach nimmt die Beweglichkeit aufgrund von Gelenkverschleiß (Arthrose) ab. Damit Bewegungen in so viele Richtungen möglich sind, braucht es viele kleine und größere Muskeln. Schauen Sie mal schräg zur Seite, oder kreisen Sie mit dem Kopf. Können Sie sich vorstellen, wie viele Muskeln da zusammenarbeiten müssen? Das erklärt, warum es trotz des geringen Gewichts des Kopfes oft zu Fehlfunktionen der Halsmuskulatur kommt.

a)

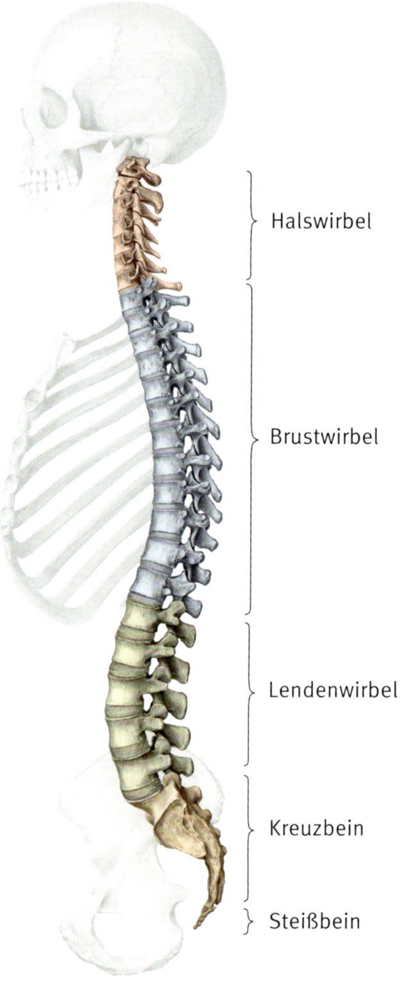

b)

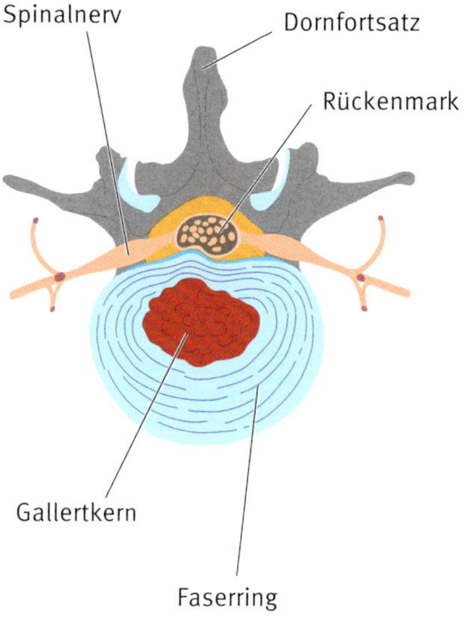

Schünke M, Schulte E, Schumacher U. PROMETHEUS LernAtlas, Grafiken: Voll M, Wesker K; Thieme; 2022

a) Der knöcherne Aufbau der Wirbelsäule, unterteilt in die verschiedenen Segmente

b) Querschnitt durch eine Bandscheibe

Atlas und Axis

Der Atlas (C1) ist der oberste Halswirbel und wird auch als »Träger« bezeichnet, da er das Gewicht des Kopfes trägt und ihn mit dem restlichen Körper verbindet. Er hat keinen Wirbelkörper, sondern besteht aus einem Ring, der von zwei großen Gelenkflächen gebildet wird. Diese Gelenke ermöglichen es dem Kopf, sich von Seite zu Seite zu bewegen und sich nach vorn und nach hinten zu neigen.
Der Axis (C2) ist der zweite Halswirbel und hat einen zahnförmigen Fortsatz, den sogenannten Dens bzw. das Odontoid. Der Dens ragt nach oben in den Atlas hinein und bildet gemeinsam mit ihm ein Drehgelenk, das es dem Kopf ermöglicht, sich um seine Längsachse zu drehen. Dies ist eine wichtige Funktion, dank deren wir unsere Umgebung wahrnehmen können.
Zusammen sorgen Atlas und Axis also für eine große Beweglichkeit der Halswirbelsäule. Eine Störung oder Fehlstellung dieser beiden Wirbel kann zu Schmerzen und Einschränkungen der Beweglichkeit führen und sollte gegebenenfalls von einem Arzt oder Physiotherapeuten behandelt werden.

Verspannungen und Blockaden sind sehr häufig und schmerzhaft. Wir alle kennen den Wadenkrampf, eine zu starke Anspannung des Wadenmuskels, und wir wissen auch, wie man dieses Problem lösen kann: durch Dehnen entgegen der Zugrichtung des Muskels.

An der Halswirbelsäule gibt es viele Zugrichtungen, daher ist es schwierig, bei Verspannungen genau richtig zu dehnen. Vorbeugung ist darum wichtig: Insbesondere bei Zwangshaltungen wie dem dauerhaften Sitzen am Schreibtisch mit ständigem Starren auf einen Bildschirm ist es sinnvoll, regelmäßig zu entspannen und sich zu bewegen!

Die Brustwirbelsäule ist ganz anders strukturiert. Die Querfortsätze der Wirbel sind mit den Rippen verbunden und bilden so den Brustkorb, der lebenswichtige Organe wie Herz und Lunge schützt. Er muss nicht sehr beweglich sein, aber er muss beim Einatmen expandieren können, um der Lunge Platz zu verschaffen. Die Bandscheiben der Brustwirbelsäule sind schmal, weshalb Bandscheibenvorfälle in diesem Bereich selten sind, da nicht viel »Material« da ist, das sich an die falsche Stelle verschieben kann. Selten bedeutet aber nicht nie! Gerade weil ein Bandscheibenvorfall in der Brustwirbelsäule so selten ist, wird er häufig übersehen und es kommt zu Fehldiagnosen.

Das Rückenmark

Das Rückenmark ist ein wichtiger Teil des zentralen Nervensystems und verläuft innerhalb der Wirbelsäule. Es ist ein dünner, zylindrischer Strang aus Nervengewebe, der sich vom Gehirn aus bis zum mittleren Rücken erstreckt und als Teil des Nervensystems für die Übertragung von Signalen zwischen dem Gehirn und dem restlichen Körper verantwortlich ist. Im Inneren der Wirbelsäule verläuft das Rückenmark in einem schmalen Kanal, dem Rückenmarkskanal.

Die Nervenfasern im Rückenmark sind für verschiedene Körperregionen zuständig. Zum Beispiel sind die Fasern, die für die Bewegung der Arme und Hände verantwortlich sind, im Nackenbereich des Rückenmarks konzentriert, während die Fasern, die für die Beinbewegung zuständig sind, im unteren Rückenbereich liegen.

Schädigungen des Rückenmarks können zu einer Beeinträchtigung wichtiger Funktionen führen. Wenn das Rückenmark beispielsweise auf Höhe der Brustwirbelsäule verletzt wird, kann es zu einer Querschnittlähmung kommen, die die Kontrolle der Beine und des Körpers beeinträchtigt.

Die Cauda equina ist der untere Teil des Rückenmarks und bezeichnet eine Gruppe von Nervenfasern, die sich im unteren Teil der Wirbelsäule befinden. Der Name stammt aus dem Lateinischen und bedeutet wörtlich »Pferdeschwanz«. Die Cauda equina besteht aus mehreren Nervenwurzeln, die sich vom unteren Rückenbereich bis zum Steißbein erstrecken. Diese Nervenwurzeln bilden die Verbindung zwischen dem unteren Rücken und den Beinen sowie dem Beckenbereich. Verletzungen oder Kompressionen der Cauda equina können zu verschiedenen Symptomen führen, wie z.B. Schmerzen im unteren Rückenbereich, Taubheit oder Schwäche in den Beinen oder Inkontinenz. Ein akuter Bandscheibenvorfall im unteren Rückenbereich kann in seltenen Fällen zu einer Schädigung der Cauda equina führen, was als Kaudasyndrom bezeichnet wird. Dies ist ein medizinischer Notfall und erfordert sofortige Behandlung, um bleibende Schäden zu vermeiden.

Bis zum Übergang in die Lendenwirbelsäule verläuft im Wirbelkanal das Rückenmark, danach liegen im Nervenkanal nur noch lose herabhängende Nerven (Cauda equina). Gerade weil in der Hals- und Brust-Wirbelsäule das Rückenmark den Nervenkanal voll ausfüllt, verursacht ein Bandscheibenvorfall dort eher gravierende Schäden.

Nach den 12 Brustwirbeln kommen die Lendenwirbel, die wiederum beweglicher sind. Wir können unseren Körper aus der Lendenwirbelsäule heraus zur Seite, nach vorne und hinten bewegen. Auch hierfür ist eine Vielzahl von Muskeln notwendig. Gleichzeitig ruht der gesamte Oberkörper auf der Lendenwirbelsäule, und Muskelhartspannungen in diesem Bereich sind häufig, da viele Menschen sich im Alltag zu wenig strecken und recken. Der berühmte, gefürchtete Hexenschuss ist quasi nichts anderes als ein Muskelkrampf im Rücken!

In der Lendenwirbelsäule befinden sich bei 90 % der Menschen fünf durch Bandscheiben voneinander getrennte Wirbel. Gerade im Übergangsbereich zum Kreuzbein kann dies jedoch variieren. Das Kreuzbein ist ein dreieckiger Knochen, der aus fünf miteinander verschmolzenen Wirbeln besteht. Es bildet das untere Ende der Lendenwirbelsäule und ist über die Iliosakralgelenke (ISG) weitgehend fest mit dem Beckenring verbunden. Das Becken wiederum verbindet uns über die wie Säulen darunter stehenden Beine stabil mit dem Untergrund.

Das Steißbein befindet sich unterhalb des Kreuzbeins und besteht aus Wirbeln, die miteinander verwachsen sind. Die Querfortsätze sind zu einer Platte geworden und Bandscheiben sind so gut wie nicht vorhanden.

Die untersten Bandscheiben befinden sich direkt über dem Kreuzbein und bilden quasi die ersten »Scharniere« zwischen Becken/Beinen und dem oberen Teil des Körpers. Kein Wunder, dass diese häufig der Überbelastung nicht standhalten und über 70 % aller Vorfälle in diesem Bereich auftreten.

2. Aufgabe: Schutz

Die Wirbelsäule umschließt das Rückenmark auf seinem Weg durch den Körper bis hinunter zur Brustwirbelsäule. Aus dem Rückenmark entspringen die Spinalnerven, die weiter nach unten führen (Cauda equina). Diese Strukturen werden von der Hirnhaut umgeben, die das Nervenwasser enthält. Das Nervengewebe ist so gut »gepolstert« und gegen Schläge und Stöße geschützt. Außerdem sorgt das Nervenwasser, Liquor genannt, für einen statischen Auftrieb, der verhindert, dass das Gehirn durch die Schwerkraft nach unten gezogen wird und in die Hinterhauptsöffnung gedrückt wird (was den Tod zur Folge hätte). Es dient auch dem Stoffwechsel des Nervengewebes: Es transportiert Nährstoffe und Sauerstoff

Was genau ist ein Hexenschuss?

Ein Hexenschuss (auch »akute Lumbago«) ist eine plötzliche Schmerzattacke im unteren Rückenbereich, die oft sehr heftig ist und sich bis in die Gesäßmuskulatur oder sogar in die Beine ausbreiten kann. Ein Hexenschuss kann plötzlich auftreten, wenn eine ungewohnte oder falsche Bewegung gemacht wird, wie zum Beispiel das Heben schwerer Gegenstände oder das plötzliche Drehen des Körpers.
Typische Symptome sind starke Schmerzen im unteren Rückenbereich, die sich bis in das Gesäß oder die Beine ausbreiten können, begleitet von Muskelverspannungen und Steifheit im unteren Rückenbereich. Bewegungen können schwierig und schmerzhaft sein.
Ein Hexenschuss kann in der Regel mit Schmerzmedikamenten, Entzündungshemmern und Entspannungsübungen behandelt werden. Normalerweise sind die Symptome innerhalb von ein paar Tagen bis zu einigen Wochen wieder verschwunden.
Die Symptome von Hexenschuss und Bandscheibenvorfall ähneln sich, wobei die Schmerzen beim Hexenschuss üblicherweise diffuser sind. Beim Bandscheibenvorfall kann der Schmerz genauer lokalisiert werden.
Um die beiden Phänomene zu unterscheiden, wird in der Regel eine körperliche Untersuchung und Befragung der/des Betroffenen durchgeführt. In einigen Fällen kann eine Bildgebung mittels MRT (Magnetresonanztomographie) erforderlich sein, um die Diagnose zu bestätigen.

zu den Nervenzellen und entfernt Abfallprodukte. Das Nervenwasser spielt auch eine Rolle bei der Regulierung des Hirndrucks und des pH-Werts des Gehirns und es hilft dabei, Stoffwechselprodukte aus dem Gehirn zu entfernen und das Gleichgewicht der Ionenkonzentrationen aufrechtzuerhalten.

An der Halswirbelsäule verlaufen durch Öffnungen in den Wirbeln hinten im Nacken zwei Gefäße, die Vertebralarterien, zum Gehirn. Durch ihren Verlauf sind auch sie geschützt. Allerdings kann es bei einer Verengung der Öffnungen durch Arthrose dazu kommen, dass weniger Blut zum Gehirn gelangt. Wenn man dann den Kopf in den Nacken bewegt und die Öffnungen vorübergehend verengt werden, kann es zu einer Minderdurchblutung kommen. Ein klassisches Beispiel dafür ist der Schlaganfall beim Kirschenpflücken, bei dem Menschen beim Hochschauen und Pflücken zu wenig Durchblutung haben, das Bewusstsein verlieren und von der Leiter fallen.

3. Aufgabe: Ankerpunkt

Muskeln benötigen Ansatzpunkte, um zu funktionieren. Sie verkürzen sich, indem sich die Muskelfasern ineinanderschieben, wodurch sich die Ansatzpunkte aufeinander zubewegen.

Die Wirbelsäule besteht aus einer Reihe von Bausteinen, die über Gelenke und Bandscheiben miteinander verbunden sind. Dieser Turm steht aber nicht gerade, sondern macht zwei S-förmige Kurven. Er ist die tragende Säule des Körpers, an dem Kopf, Arme und Beine ansetzen wie Stockwerke eines Hauses – und dieses Haus ist auch noch beweglich. Es braucht belastbare Verbindungen, um dieses Gebäude zu stabilisieren: die Muskeln.

Die Muskeln entlang der Wirbelsäule dienen nicht nur der Wirbelsäule selbst, sondern auch der Bewegung unserer Gliedmaßen, unserer Fähigkeit, Dinge mit den Händen zu greifen, und unserer Fortbewegung. Stellen Sie sich ein Hochhaus vor ohne Stahlverstärkung im Beton – es würde nicht lange stehen.

4. Aufgabe: Federung

Die Wirbelsäule hat die spezielle Aufgabe, Stöße und Erschütterungen abzudämpfen und abzufedern, die beim Gehen oder Laufen auf unsere Wirbelsäule wirken. Wenn wir uns vorstellen, wie Erschütterungen unser Gehirn erreichen, das wie das Penthouse eines Wolkenkratzers ganz oben liegt, wird deutlich, wie wichtig die dämpfende Funktion der Wirbelsäule ist. Dies ist eine besondere Herausforderung für die Bandscheiben, die anders belastet werden, als es ursprünglich von der Natur vorgesehen war: Im Vierfüßlerergang müssen die Bandscheiben nur als flexibles Bindeglied dienen, aber beim aufrecht gehenden Menschen werden sie tagtäglich zusammengepresst und unter Druck gesetzt. Das Wasser in den Bandscheiben wird herausgequetscht, was dazu führt, dass wir im Laufe des Tages tatsächlich etwas kleiner werden. Über Nacht muss das Wasser mühsam über Osmose wieder in die Bandscheiben aufgenommen werden. Da jeder von uns eine unterschiedliche Anzahl von Stunden schläft und dabei nicht wie eine Fledermaus kopfüber hängt, was den Bandscheiben Platz zur Ausdehnung verschaffen würde, werden die Bandscheiben im Lauf des Lebens flacher.

Fehlbildungen (angeborene und erworbene)

In der Gebärmutter spielen sich wunderbare Vorgänge ab: Aus zwei Zellen wird ein menschliches Wesen. Eigentlich unvorstellbar. Es ist ein empfindlicher Prozess, der von äußeren Einflüssen wie Rauchen, Medikamenten und Alkohol, aber auch von nicht optimalen Anlagen beeinträchtigt werden kann. Wie im Leben auch sind die Nahtstellen bevorzugte Fehlerquellen. Für die Wirbelsäule ist eine wichtige Nahstelle der Übergang zwischen Lendenwirbelsäule und Kreuzbein. Der schlimmste Fehler, der hier in der Entwicklung passieren kann, ist der »offene Rücken«, aber es gibt auch viele deutlich weniger sichtbare, kleinere Fehler. Diese müssen nicht alle zu Beschwerden führen, können es aber im Laufe des Lebens. Der Bandscheibenvorfall ist der häufigste, aber auch eine Verengung (Stenose) des Wirbelkanals ist sehr verbreitet. In unserer zunehmend überalterten Bevölkerung wird die Stenose häufiger. Wir werden dieser Erkrankung einen eigenen Band innerhalb dieser Buchreihe widmen, ebenso der Skoliose, der Verkrümmung der Wirbelsäule, die im jugendlichen Alter, aber auch bei Senioren auftreten kann.

Die Grünholzfraktur

Eine wenig beachtete Ursache für spätere Probleme an der Wirbelsäule ist die »greenstick-fracture« oder »Grünholzfraktur«, von der besonders Kinder und Jugendliche betroffen sind. Diese Fraktur entsteht häufig bei Leistungssportarten wie Turnen oder Basketball. Die Person geht plötzlich ins Hohlkreuz und verspürt einen heftigen Schmerz im Kreuz, der nicht verschwindet. Bei dieser speziellen Fraktur schieben sich die Gelenke an der Wirbelsäule hinten ineinander und der Wirbelbogen wird angeknackst. Da der Knochen noch jung und flexibel ist, bricht er nicht komplett durch; die Fissur entsteht im Inneren des Knochens, die Knochenhaut bleibt intakt – ein wenig, wie wenn man einen grünen Zweig knickt, daher der Name. Wenn Betroffene trotz Schmerzen weiterhin Sport treiben, heilt der Bruch nicht aus. Das bedeutet, dass nur die Knochenhaut und andere benachbarte Strukturen alles zusammenhalten müssen, was zu Instabilität führt. Es kann dann im Laufe des Lebens zu einem Wirbelgleiten (ein Wirbelkörper gleitet gegenüber dem darunterliegenden Wirbelkörper nach vorne) kommen. Eine Grünholzfraktur an der Wirbelsäule kann auf herkömmlichen Röntgenbildern schwer zu erkennen sein. Eine spezielle STIRR-MRT kann jedoch helfen, den Bruch und mögliche Folgen zu identifizieren und eine geeignete Behandlung zu empfehlen.

Volkskrankheit Rückenschmerz

In einer Ende 2019 bis Anfang 2020 durchgeführten Befragung gaben 61,3 % der teilnehmenden Personen an, in den letzten 12 Monate mindestens einmal Rückenschmerzen gehabt zu haben, 45,7 % thematisierten Nackenschmerzen (Journal of Health Monitoring RKI 2021). Durchschnittlich treten Rückenschmerzen an 8,3 Tagen und Nackenschmerzen an 6,5 Tagen im Monat auf. Frauen sind häufiger von Rücken- (66 %) und Nackenschmerzen (54,9 %) betroffen als Männer (56,4 und 36,2 %). Etwa ein Sechstel der Befragten leidet unter chronischen Rückenschmerzen. Rückenschmerzen gehören zu den häufigsten Ursachen für Krankschreibungen und Frühberentungen.[1]

Studien zufolge treten Bandscheibenvorfälle jährlich bei bis zu 180000 Menschen pro Jahr in Deutschland auf, überwiegend an der Lendenwirbelsäule, am häufigsten sind sie bei Personen zwischen 30 und 50 Jahren. Dies bedeutet jedoch nicht, dass ein Bandscheibenvorfall nicht schon viel früher im Leben auftreten kann oder auch im hohen Alter.[2]

Im Folgenden werden die häufigsten Wirbelsäulenoperationen, die in Deutschland durchgeführt werden, beschrieben. 2020 wurden in Deutschland 387101 Rückenoperationen durchgeführt:

Dekompression: Eine Laminektomie oder Laminotomie ist ein Verfahren, bei dem ein Teil des Wirbelbogens entfernt wird, um Druck auf das Rückenmark oder die Nerven zu verringern. Diese Operation wird häufig zur Behandlung von Spinalkanalstenosen (Verengungen des Wirbelkanals durchgeführt und ist eine der häufigsten Wirbelsäulenoperationen, insbesondere bei Senioren.

Bandscheibenoperation: Diese Operationen werden durchgeführt, um einen Bandscheibenvorfall zu behandeln, der Druck auf die Nervenwurzeln ausübt und Schmerzen, Taubheit oder Schwäche verursacht. Auf die Nerven drückendes Bandscheibengewebe kann mittels verschiedener Techniken entfernt werden: mit oder ohne Mikroskop, mit Endoskop.

Wirbelkörperfusion: Die Wirbelkörperfusion ist ein chirurgischer Eingriff, bei dem zwei oder mehr Wirbelkörper miteinander verbunden werden, um die Stabilität der Wirbelsäule zu erhöhen. Diese Operation wird häufig bei Patienten durchgeführt, die an Wirbelsäulendeformitäten oder Wirbelsäulenverletzungen leiden.

---

1 https://www.rki.de/DE/Content/Gesundheitsmonitoring/Gesundheitsberichterstattung/GBEDownloadsJ/JoHM_S3_2021_Rueckenschmerz_Nackenschmerz.pdf?__blob=publicationFile

2 https://www.thieme-connect.de/products/ejournals/pdf/10.1055/s-0042–105603.pdf

Symptome und Diagnose

Rückenschmerz ist nicht gleich Rückenschmerz. Bevor etwas unternommen werden kann, muss daher eine sorgfältige Diagnose stattfinden.

Rückenbeschwerden können sich auf ganz unterschiedliche Art und Weise bemerkbar machen. So ist es beispielsweise ein großer Unterschied, ob die Schmerzen nur den Rücken betreffen oder auch in einen Arm oder ein Bein ausstrahlen.

Die meisten normalen Rückenbeschwerden sind die Folgen von zu hoher Belastung, einer zu hohen Muskelspannung, einer falschen Haltung oder davon, dass man zu lange in der gleichen Körperhaltung sitzt oder liegt. Halten Sie dieses Buch doch einmal mit ausgestreckten Armen: Sie werden schnell feststellen, wie anstrengend das ist. Wenn Sie sich dabei bewegen, ist das wiederum gar nicht so schwer, denn Muskeln brauchen Bewegung. Wenn Sie also Rückenbeschwerden haben: Bewegen Sie sich! Es hilft auch, die schmerzhafte Stelle mit einem Cool-Pack zu kühlen.

Zudem gibt es Rückenschmerzen, die mit dem Bau des menschlichen Skelettes zusammenhängen: beispielsweise eine Verkrümmung der Wirbelsäule – eine sogenannte Skoliose – oder abgenutzte Gelenke, die vor allem morgens beim Aufstehen oder nachts, wenn man sich im Bett umdreht, schmerzhaft sind.

a) anatomische Darstellung eines Bandscheibenvorfalls in der Halswirbelsäule
b) seitliche Darstellung eines Bandscheibenvorfalls in der Lendenwirbelsäule (L5/S1) Der ausgetretene Teil (Sequester) ist rot dargestellt.

Dann »schießt« es einem in den Rücken. Auch dann hilft es zu kühlen, aber auch Streckübungen bringen Erleichterung. Im zweiten Teil dieses Buches finden Sie effektive Übungen.

Was passiert bei einem Bandscheibenvorfall?

Bei ausstrahlendem Schmerz liegt allerdings noch mehr im Argen. Vor allem bei Menschen zwischen 35 und 65 Jahren kann aus dem Kern der Bandscheibe ein Stück herausgepresst werden, das dann auf Nerven im Bereich der Wirbelsäule drückt. Dies kann zu Schmerzen, Taubheitsgefühlen, Kribbeln oder Schwäche in den Bereichen führen, die von diesem Nerv versorgt werden. Abhängig davon, welcher Nerv betroffen ist, kann der Schmerz in Arme oder Beine ausstrahlen. Und Nervenschmerz kann extrem sein: Man denke nur an den Musikknochen im Ellenbogen, bei dem ein Nerv direkt unter der Haut liegt. Wer schon einmal einen Schlag auf diese Stelle bekommen hat oder auf einer Treppe ausgerutscht und auf dem Ellbogen gelandet ist, weiß, wie höllisch schmerzhaft das ist. Stellen Sie sich vor, dass Sie solch einen Schmerz Tag und Nacht ertragen müssten. Kein Wunder, dass sich Menschen mit Bandscheibenvorfällen schnell Morphin verschreiben lassen, obwohl entzündungshemmende Mittel die

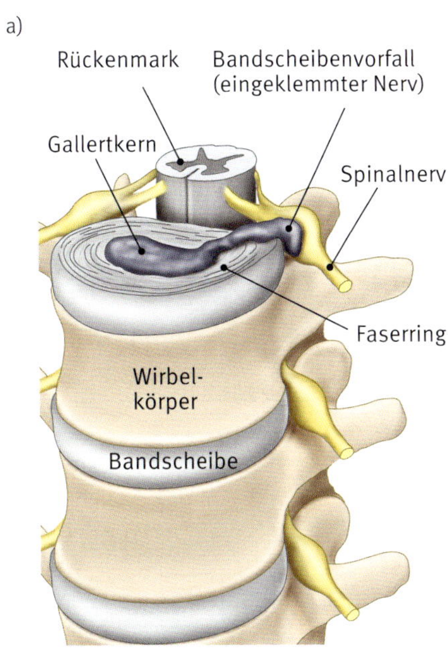

Quelle: Reichert B, Hrsg. Palpations-Techniken. 1. Auflage. Stuttgart: Thieme; 2018.

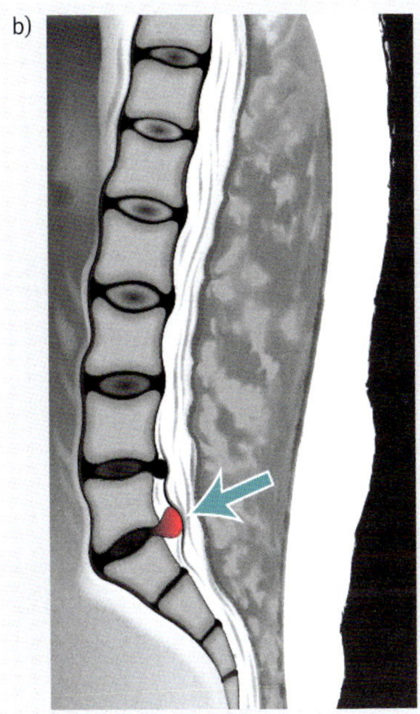

Quelle: Brötz D, Weller M. Bandscheiben-Aktiv-Programm. 4. Aufl. Stuttgart: TRIAS; 2021

Schmerzursache viel besser bekämpfen. Der Druck auf einen Nerv führt sofort zu einer Entzündung mit Schwellung, die dann wiederum gegen den Bandscheibenvorfall drückt und die Einklemmung noch verstärkt.

Was ist der Grund für Bandscheibenvorfälle?

Die Ursachen für einen Bandscheibenvorfall können vielfältig sein und sowohl durch äußere als auch durch innere Faktoren beeinflusst werden. Einige der häufigsten Gründe sind:

Alterung: Im Laufe der Zeit verlieren die Bandscheiben an Feuchtigkeit und Elastizität, was das Risiko für einen Bandscheibenvorfall erhöht.

Überlastung: Eine dauerhafte Überlastung der Wirbelsäule durch körperliche Arbeit, schweres Heben, ungewohnte Bewegungen oder langes Sitzen kann zu einem Bandscheibenvorfall führen.

Muskuläre Schwäche: Wenn die Muskeln um die Wirbelsäule herum schwach sind, können sie die Bandscheiben nicht ausreichend stabilisieren und unterstützen. Dies kann zu einer Überlastung der Bandscheiben führen, was das Risiko für einen Bandscheibenvorfall erhöht. Muskelstärkende Übungen und eine gute Körperhaltung können dazu beitragen, die Muskeln um die Wirbelsäule herum zu stärken und das Risiko zu verringern.

Fehlhaltungen: Eine schlechte Körperhaltung, insbesondere über einen längeren Zeitraum, kann die Belastung der Bandscheiben und der umliegenden Muskeln und Gewebe erhöhen. Wenn die Wirbelsäule nicht in einer neutralen Position gehalten wird, können bestimmte Bereiche der Wirbelsäule überlastet werden und somit das Risiko für einen Bandscheibenvorfall erhöhen. Häufige Beispiele für schlechte Körperhaltungen sind das stundenlange Sitzen mit gebeugtem Rücken, das Stehen auf hohen Absätzen oder das ständige Tragen von schweren Lasten auf einer Seite des Körpers. Es ist wichtig, auf eine korrekte Körperhaltung zu achten und gegebenenfalls entsprechende Übungen oder Maßnahmen zu ergreifen, um eine Überlastung der Bandscheiben und der umliegenden Strukturen zu vermeiden.

Verletzungen: Verletzungen der Wirbelsäule, wie beispielsweise durch Stürze oder Unfälle, können ebenfalls einen Bandscheibenvorfall verursachen.

Es ist jedoch wichtig zu beachten, dass die genauen Ursachen für einen Bandscheibenvorfall oft unklar bleiben und dass eine Kombination verschiedener Faktoren dazu beitragen kann. Letztendlich hat sich unsere Wirbelsäule im Laufe der Evolution vom Affen zum Menschen noch nicht ausreichend an den aufrechten Gang angepasst.

Geht das wieder weg?

Unser Körper weiß sich zum Glück meist selbst zu helfen und löst das herausgetretene Stück Bandscheibe kurzerhand auf. In der Bandscheibe entsteht ein neues Gleichgewicht: Der Teil, der für den Überdruck verantwortlich war, ist ja heraus und braucht nicht mehr vom Faserring gehalten zu werden. Der Körper braucht allerdings Zeit, um diesen herausgetretenen Teil zu »verdauen«, manchmal zu viel Zeit. Wenn die Linderung der Schmerzen nicht schnell genug eintritt und diese nach etwa 6 Wochen immer noch die Lebensqualität einschränken, muss mithilfe eines MRT-Scanners nach der Ursache gesucht werden; findet sich ein Vorfall, kann eine Operation Erleichterung schaffen.

Zusammengefasst

Rückenbeschwerden gehören eigentlich zum normalen Leben dazu und treten in den meisten Fällen nur vorübergehend auf. Ein Ausstrahlen der Schmerzen kann allerdings auf einen eingeklemmten Nerv und einen Bandscheibenvorfall hindeuten.
Die Zeit heilt (fast) alles und Zeit ist auch bei Schmerzen, die von der Wirbelsäule ausgehen, ein sehr wichtiger Faktor. Wenn die Schmerzen jedoch zu lange anhalten oder wenn Ausfallerscheinungen auftreten, ist es wichtig, nach der Ursache zu suchen.

Anamnese

Was ist nun zu tun, wenn Sie einen Schmerz verspüren, der von der Wirbelsäule in den Arm oder das Bein ausstrahlt? Versuchen Sie, sich genau zu beobachten:

- Wann, in welcher Haltung, bei welcher Bewegung nimmt der Schmerz zu?
- Wodurch nimmt er ab?
- Wohin strahlt er aus? Nach vorn, nach hinten?
- Wie weit zieht der Schmerz in Arm oder Bein?
- Bestehen Veränderungen im Empfinden? Kribbeln, Taubheit?
- Merken Sie, dass bestimmte Muskeln weniger Kraft haben?

Präzise Informationen sind sehr hilfreich bei der Diagnosefindung. Ihre Ärztin, Ihr Arzt wird Sie bitten, Ihre Beschwerden genau zu beschreiben, das Ausmaß der Schmerzen und die Dauer. Haben Sie Antworten parat, dann kann Ihnen effizienter geholfen werden.

In Arm oder Bein ausstrahlende Schmerzen können einen Hinweis auf einen Bandscheibenvorfall sein, sind es aber meistens nicht! Meist strahlen die Schmerzen nicht genau entlang den von den einzelnen Nerven vorgegebenen Bah-

Rote Flaggen

Eine rote Flagge ist ein Gefahrenzeichen: Es ist Gefahr im Verzug. Dies ist zum Beispiel der Fall, wenn das Wasserlassen und der Stuhlgang nicht mehr funktionieren, kombiniert mit einer Taubheit im Genitalbereich. Man spricht hier vom tiefen Querschnitt oder Kaudasyndrom. Es tritt auf, wenn der Cauda-equina-Nervenstrang, der aus den Nervenwurzeln im unteren Rückenbereich besteht, zusammengedrückt oder geschädigt wird. Das Kaudasyndrom ist ein medizinischer Notfall und erfordert eine sofortige medizinische Behandlung, um eine weitere Schädigung des Nervenstrangs und dauerhafte neurologische Schäden zu verhindern. Dann muss sofort reagiert werden und eine Einweisung ins Krankenhaus erfolgen.
Schmerzbedingte Einschränkungen beim Stuhlgang, schmerzhaftes Pressen können ebenso auftreten, sind aber nicht als bedrohlich zu werten, da sie keine Äußerung einer Nervenkompression sind.

nen aus, sondern ungenau ziehend. Bei einem Bandscheibenvorfall aber läuft der Schmerz wegen des eingeklemmten und dadurch beeinträchtigten Nervs ständig über exakt die gleiche Bahn.

Mit aufschlussreichen Informationen kommt Ihre Hausärztin, Ihr Hausarzt wahrscheinlich schon zu einer vermutlichen Ursache und kann eine Behandlung einleiten. Letztendlich ist ihre bzw. seine Aufgabe, einzuschätzen, ob es sich bei Ihren Schmerzen um ein vorübergehendes Problem handelt, von dem keine bleibenden Schädigungen zu erwarten sind und das Ihr Körper selbst – eventuell mit etwas gezielter Unterstützung – in den Griff bekommt, oder ob sogenannte Red Flags (rote Flaggen) vorliegen. Nur mit einer vorhergehenden Diagnostik kann eine gezielte Behandlung stattfinden und eine Einschätzung des Verlaufs der Beschwerden.

Neurologische Zuordnung

So wie ein Stromkabel vom Schaltkasten zu einer Leuchte geht, laufen Nerven vom Hirn zu den zugehörigen Muskeln. Bereits vor Jahrhunderten haben neugierige Wissenschaftler an Fröschen geforscht und diese Verbindungen dargestellt. Zwar sind wir noch weit davon entfernt zu wissen, wie genau unser Gehirn im Inneren funktioniert – viele der »Verbindungskabel« kennen wir aber bereits. Bewusst werden uns diese Verbindungen häufig jedoch erst, wenn sie unterbrochen sind. Wenn wir zum Beispiel die Augen schließen, sehen wir nichts mehr, und wenn wir uns die Ohren zuhalten,

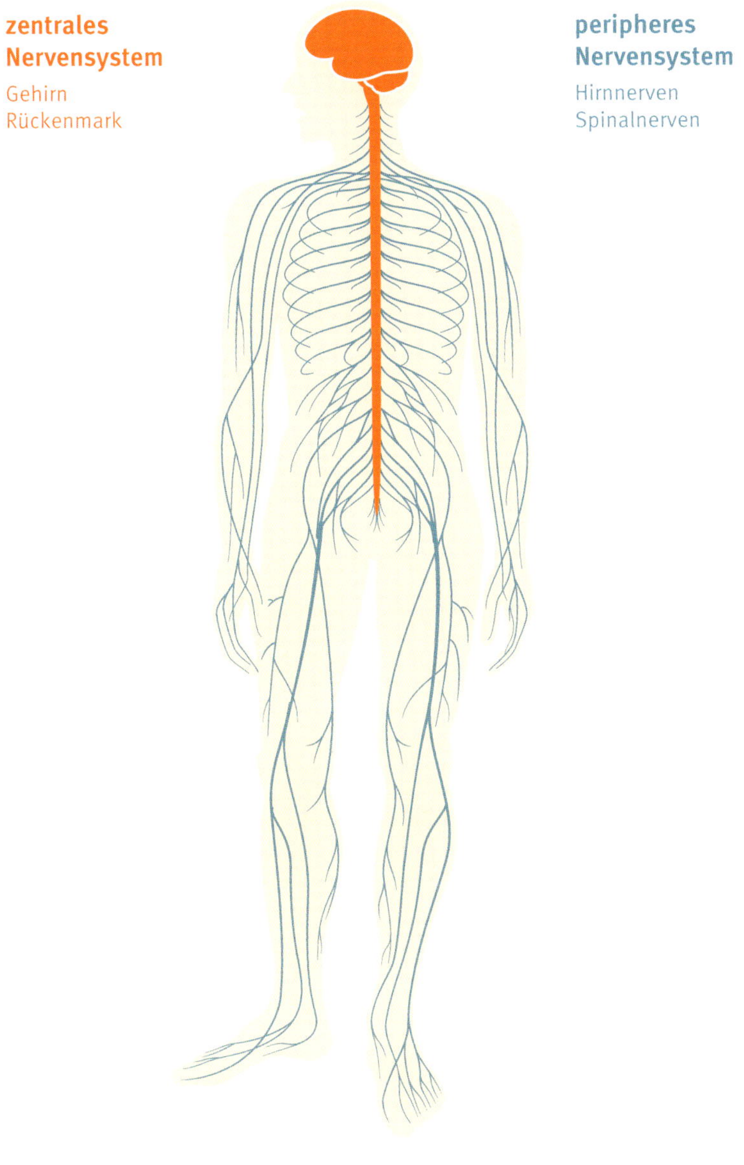

Schematische Darstellung des zentralen und peripheren Nervensystems

nehmen wir unsere Umgebung kaum noch wahr. Es gibt aber auch weniger offensichtliche Verbindungen, zum Beispiel spüren wir möglicherweise eine Bewegung im Raum durch eine Luftströmung auf unserer Haut.

Andere Nervenverbindungen funktionieren im Alltag unbemerkt und wir sind uns ihrer kaum bewusst, bis es zu Problemen kommt. Zum Beispiel kann ein Bandscheibenvorfall den fünften Nerv an der Lendenwirbelsäule unter Druck setzen, was zu einer Fußheberschwäche führt. Wir stolpern dann bei jedem Schritt über unseren eigenen Fuß. Bedeutet dies immer, dass ein Bandscheibenvorfall vorliegt? Nein! Direkt unterhalb des Knies verläuft der Nerv zum Fuß nah an der Oberfläche und ist wenig geschützt, was zu einer Fußheberschwäche führen kann, zum Beispiel durch langes Sitzen im Schneidersitz oder häufiges Hocken.

Eine genaue Kenntnis der Verbindungen und Nervenleitungen ist somit sehr wichtig, um Beschwerden zu erklären. Schmerzen, Taubheit oder Kribbeln können durch die genaue Beobachtung und das Verständnis der Nervenleitungen zurückverfolgt werden. Es ist daher von großer Bedeutung, dass Ärzte und andere medizinische Fachkräfte über ein tiefes Verständnis der Anatomie und der Funktionen der Nerven und ihrer Verbindungen verfügen, um eine korrekte Diagnose und Behandlung zu gewährleisten.

Neurologische Untersuchung

Die neurologische Untersuchung beginnt mit Beobachtung. Wie bewegt sich der Patient, die Patientin? Geht er oder sie symmetrisch und flüssig oder schmerzgequält, oder bewegen sich bestimmte Muskeln nicht mit?

Nach dieser wichtigen Beobachtung wird zu gezielten Bewegungsabläufen aufgefordert, die teilweise unbelastet ausgeführt werden, um das Bewegungsausmaß zu bewerten, und teilweise mit Anspannung, um die Kraft zu messen. Anschließend werden die Reflexe geprüft (automatische Antworten des Nervensystems auf einen definierten Reiz) und insbesondere im Seitenvergleich bewertet. Die Berührung der Haut gibt weitere Hinweise auf die korrekte Funktion der Nerven. Eine umfassende neurologische Untersuchung beinhaltet viele weitere Schritte, hier wird nur die gezielte Untersuchung der Wirbelsäule beschrieben.

Es wird empfohlen, die Untersuchung im teilentkleideten Zustand (in Unterwäsche) durchzuführen, da die Kleidung bei der Untersuchung stören kann. Das Zimmer sollte groß genug sein, sodass Sie sich ein paar Schritte bewegen können. Insbesondere werden bewertet: Symmetrie, flüssige Abläufe, Fehlhaltungen.

Im Anschluss stellen Sie sich entspannt und stabil hin. Nun versuchen Sie, mit den Händen den Boden zu berühren, ins

Hohlkreuz zu gehen und sich nach den Seiten zu neigen. Der Untersuchende bewertet das Ausmaß der Bewegungen und registriert Abweichungen. Außerdem werden der Zehen- und Hackengang unter Absicherung durchgeführt. In Rückenlage werden die Hüften und Knie passiv durchbewegt. Anschließend werden auf Aufforderung verschiedene Muskeln angespannt. Die Reflexe und das Empfinden der Haut werden geprüft. Danach drehen Sie sich auf den Bauch. Durch Druck auf die Wirbelsäule, das Becken und die Gelenke dazwischen (ISG) werden schmerzhafte Stellen lokalisiert. Auch in dieser Position werden Muskeln, wie zum Beispiel die Gesäßmuskeln, auf Aufforderung angespannt, und das Empfinden der Haut wird geprüft. Bei der Untersuchung der Halswirbelsäule erfolgt die Untersuchung in der Regel im Sitzen auf der Liege.

Zusätzliche Untersuchungen

EMG

Nerven übertragen ihre Nachrichten mithilfe von schwachen Stromimpulsen, auf die Muskeln mit Anspannung reagieren. Zur Überprüfung der Verbindung zwischen Nerven und Muskeln wird ein EMG (elektromyografische Untersuchung) durchgeführt, welches die elektrische Aktivität des Muskels aufzeichnet. Dazu wird eine kleine Nadel in den betreffenden Muskel eingestochen, der dem Nerv zugeordnet ist, und der Patient wird aufgefordert, sich zu bewegen. Dabei sendet der Nerv elektrische Impulse an den Muskel. Wenn die Verbindung in Ordnung ist, erfasst die Nadel ein korrektes Signal. Ist der Nerv jedoch geschädigt, kommt kein korrektes Signal an, und der Muskel wird teilweise ohne Anlass und unkontrolliert angespannt. In der Frühphase der Schädigung werden die auf dem Monitor sichtbaren Bewegungen »positive Wellen« genannt. Wenn die Schädigung bereits länger andauert, sieht der oder die Untersuchende sogenannte Fibrillationen, die manchmal auch vom Patienten selbst wahrgenommen werden können. In diesem Fall vibriert der Muskel. Diese Fibrillationen dürfen nicht mit dem häufig kurz vor dem Einschlafen auftretenden Zucken verwechselt werden, da Letzteres keinen Krankheitswert hat.

Röntgen

In vielen Fällen wird bei der Untersuchung der Wirbelsäule eine Röntgenaufnahme des Rückens gemacht. Diese Technik liefert ein zweidimensionales Bild einer dreidimensionalen Struktur. Die Röntgenstrahlen durchdringen den Körper und werden vom Gewebe mehr oder weniger absorbiert. Je dichter das Gewebe, desto weniger Strahlen kommen durch. Eine empfindliche Platte, ähnlich wie bei der analogen Fotografie, wird belichtet und entwickelt. Heutzutage erfolgt dies weitgehend digital. Das Bild zeigt unterschiedliche Grautöne, abhängig von der Menge an Strahlen, die durch das Gewebe dringen. Knochen hält die meisten Strahlen ab und wird somit am besten dargestellt.

Eine Röntgenaufnahme der Wirbelsäule kann die Form und den Grad des Verschleißes zeigen, aber nicht die Nerven, Muskeln oder Bandscheiben. Eine Röntgenaufnahme ermöglicht daher eine Orientierung, die schnell gemacht und preiswert ist. Ein Bandscheibenvorfall kann im Röntgenbild nicht dargestellt werden, während eine Skoliose und verschobene Wirbel erkennbar sind. In diesen Fällen hat die Röntgenaufnahme noch immer einen hohen Stellenwert. Ein weiterer Vorteil des Röntgens besteht darin, dass man Aufnahmen in unterschiedlichen Körperhaltungen machen kann. Es ist jedoch zu beachten, dass Röntgenstrahlen dem Körper schaden können.

CT (Computertomogramm)
Eine weitere Möglichkeit, Informationen über die Wirbelsäule zu erhalten, bietet das CT, welches mithilfe einer sich schnell um den Körper drehenden Röntgenröhre erstellt wird. Es entstehen schichtweise Bilder im Querschnitt, mit denen unter anderem ein Bandscheibenvorfall festgestellt werden kann. Diese Bilder können im Computer zu einem 3D-Bild zusammengesetzt werden. Es ist jedoch schwierig, einen Bandscheibenvorfall von einem weichen Nerv zu unterscheiden, da er nicht aus Knochen besteht, sondern aus weichem Gewebe wie der Nerv. Auf einem CT-Bild sind die Knochen der Wirbelsäule und der Raum, den die Nerven in diesen Knochen haben, sehr gut erkennbar. Vor allem 3D-Rekonstruktionen ergeben aussagekräftige Bilder.

MRT (Magnetresonanztomografie)
Eine MRT-Untersuchung liefert die meisten Informationen über die Wirbelsäule. MRT-Geräte verwenden starke Magnete, die den Wasserstoffatomen im Körper eine Ausrichtung geben. Kurze Radiowellen werden dann in den Körper gesendet, was die Atome auf eine höhere Energieebene versetzt. Wenn die Radiowellen stoppen, kehren die Atome in ihre ursprüngliche Ausrichtung zurück und geben dabei Energie ab, die von den MRT-Spulen aufgefangen wird.

Ein Computer wandelt diese Informationen in detaillierte, dreidimensionale Bilder um, die der Ärztin oder dem Arzt Informationen über die Beschaffenheit des Gewebes liefern. Soweit bisher bekannt ist, hat das Erstellen eines MRT-Scans keine schädlichen Nebenwirkungen. Die Bilder eines guten MRT sind von ausgezeichneter Qualität und könnten sogar in Anatomiebüchern genutzt werden. Sie zeigen jeden einzelnen Nerv, die Muskeln, die Knochen, die Gelenke und vor allem deren Verhältnis zueinander. Es ist sogar möglich, zu erkennen, wie viel Flüssigkeit eine Bandscheibe enthält, wobei Mediziner davon ausgehen, dass mehr Wasser auch mehr Elastizität bedeutet. Die Bilder zeigen auch deutlich, ob ein Nerv frei verläuft und daher wahrscheinlich nicht als Ursache des Schmerzes in Frage kommt, oder ob der Nerv in irgendeiner Form eingeklemmt ist.

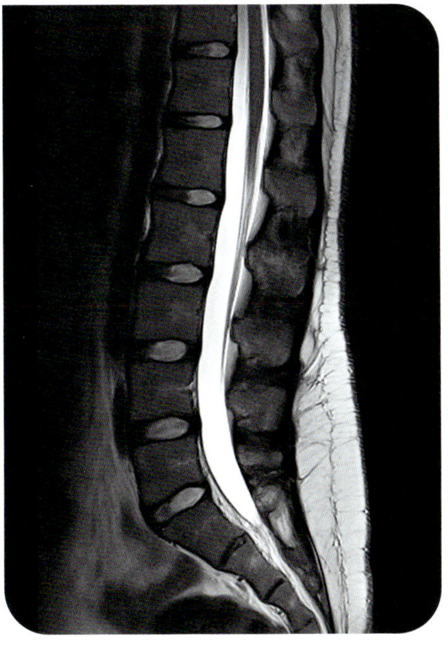

Quelle: Möller T, Reif E, Hrsg. Taschenatlas Schnittbildanatomie, Band III: Extremitäten, Gelenke, Wirbelsäule 2., üb. Aufl. Thieme, 2019.

Letztendlich ist ein MRT-Scan die beste Informationsquelle für medizinische Untersuchungen der Wirbelsäule. Mehr noch als beim Röntgen und CT hängt die Qualität der MRT-Bilder jedoch stark von Wartungszustand und Einstellungen des Geräts ab. Ein MRT kann sehr aufschlussreiche Bilder produzieren, aber auch sogenannte Artefakte erzeugen, Fake News sozusagen. Es ist zudem wesentlich, die Informationen aus den Bildern in den richtigen Kontext zu setzen, da nicht jede Information von medizinischer Bedeutung ist. Viele Aspekte sind Teil des normalen Körperalterungsprozesses und müssen nicht behandelt werden.

Darum ist es wichtig, dass die Person, die einen MRT-Scan beurteilt, genau weiß, welche Beschwerden die Patientin, der Patient hat. Die Kunst besteht darin, den Zusammenhang zwischen den Beschwerden und einer eventuellen Ursache zu entdecken und dann aufgrund jahrelanger medizinischer Erfahrung zu beurteilen, welche Behandlung die beste ist. Für die Planung einer mikroskopischen Bandscheiben-Operation ist ein perfektes MRT-Bild eine enorme Hilfe. Der Operateur kann die spezielle Anatomie des Patienten förmlich lesen, seinen Weg zum Vorfall genau planen und Risiken minimieren. Ähnlich wie ein Slalom-Skifahrer die Strecke vorher im Kopf fährt, kann der Operateur die beste Route wählen.

Damit eine Wirbelsäulenchirurgin oder ein Wirbelsäulenchirurg das Ergebnis einer MRT-Untersuchung richtig interpretieren kann, ist es notwendig, zunächst mit dem Patienten zu sprechen und anschließend eng mit dem Radiologen und dem radiodiagnostischen Laboranten zusammenzuarbeiten, um die besten Aufnahmen und Scans zu erzielen und somit die beste Behandlung zu planen. Eine gute Kommunikation zwischen den Beteiligten ist hierbei von entscheidender Bedeutung, um das bestmögliche Ergebnis zu erhalten.

Was können Sie bei akuten Schmerzen tun?

Rückenschmerzen treffen die meisten Menschen einmal – hier eine kleine Trickkiste für die akute Schmerzlinderung.

Der größte Teil akuter Rückenschmerzen hat keine erkennbaren strukturellen Ursachen. Selbst wenn Veränderungen der Wirbelsäule in bildgebenden Verfahren gefunden werden, sind sie häufig nicht geeignet, die Beschwerden zu erklären. In solchen Fällen wird von unspezifischen Rückenschmerzen gesprochen. Solche Episoden gehen, glücklicherweise, wieder vorüber, sollten aber als Warnsignal des Körpers verstanden werden. Wer diese wichtige Information ignoriert und weitermacht wie bisher, geht ein großes Risiko ein, dass die Schmerzepisoden häufiger auftreten und zu einem dauerhaften Begleiter werden. Dieses Risiko kann aber mit einfachen Mitteln deutlich gesenkt werden. Wer schnell wieder in die Aktivität zurückkehrt und seine schädlichen Gewohnheiten ablegt, hat gute Chancen, wieder voll und ganz auf die Beine zu kommen!

Doch was sollten Sie tun, wenn die Beschwerden ganz akut sind?

Achten Sie auf die roten Flaggen

An erster Stelle sollten Sie wissen, welche Symptome eine sofortige ärztliche Hilfe erforderlich machen:

- Lähmungserscheinungen, die es Ihnen unmöglich machen, einen Arm oder ein Bein noch normal zu bewegen.
- Ausfälle einzelner Muskeln. Das können beispielsweise die Fußhebermuskeln sein, wenn die Lendenwirbelsäule betroffen ist, oder Muskeln des Armes oder der Hand, was bestimmte Greifbewegungen erschwert.
- Sie verlieren die Kontrolle über Harn- oder Stuhlausscheidung.
- Im Gesäß- und Intimbereich tritt ein Taubheitsgefühl auf, in dem Bereich, wo der Lederbesatz einer Reiterhose sitzt.
- Unerträgliche Schmerzen, die auch in Ruhestellung auftreten und auf bisher wirksame Medikamente nicht mehr reagieren.

Im Falle der genannten Symptome wenden Sie sich unverzüglich an einen Arzt.

Ein akuter Bandscheibenvorfall kann sehr schmerzhaft sein. Es gibt leider keine spezielle Therapie, mit der Sie das ausgetretene Kerngewebe wieder zurück in die Bandscheibe bekommen – Zahnpaste kriegen Sie auch nicht zurück in die Tube. Das Problem ist, dass der Vorfall sich dort befindet, wo auch der Nerv ist. Er muss also weg. Erfreulicherweise bemüht Ihr Körper sich nach Kräften, den Vorfall zu verarbeiten, aufzulösen, zu »verdauen«. Es bilden sich neue Gefäße um den Vorfall, damit über das Blut Zellen des Abwehrsystems die Möglichkeit haben, diesen »Fremdkörper« zu beseitigen. Es gibt keine Behandlung, die diesen Vorgang beschleunigt. Das bedeutet: Zeit und Geduld sind wichtige Faktoren. Nur: Wer hat Zeit, wenn Schmerzen ihn verzehren?

Das Wichtigste in der akuten Phase ist somit eine adäquate Schmerzmedikation, während der Körper mit der Beseitigung des Problems beschäftigt ist. Gibt es eine bestimmte Körperlage, die zu empfehlen ist? Ja, die Lage, die nicht schmerzt! Hören Sie auf Ihren Körper, gehen Sie dem Schmerz aus dem Weg, wo es nur geht. Nur Bettruhe ist jedoch nicht zielführend und sogar risikoreich (denken Sie an Thrombose!). Gönnen Sie Ihrem Körper Ruhe, vermeiden Sie Schmerzen, aber bleiben Sie in Bewegung.

Kälte ist gegen Bandscheibenschmerzen besser als Wärme. Bei Muskelverspannungen durch Überbelastung oder Hexenschuss kann das anders sein. Probieren Sie es aus. Kälteanwendungen sollten immer nur wenige Minuten dauern und nicht direkt auf der Haut erfolgen. Es ist wie bei Sportverletzungen: kurz Kältespray anwenden und vorsichtig bewegen.

Schmerzlinderung kann mit Medikamenten erzielt werden. Die sogenannten NSAID (non-steroidal-anti-inflammatory drugs), nichtsteroidale Antirheumatika, eventuell mit Magenschutz, sind die Mittel der Wahl in der akuten Phase. Diese können begleitet werden von Paracetamol und auch zentral wirkenden Schmerzmitteln. Morphin-ähnliche Medikamente werden nur selten und eher im stationären Rahmen verabreicht.

Physiotherapie sollte Sie dabei unterstützen, dem Schmerz aus dem Weg zu gehen, jedoch nicht durch gutgemeinte Übungen das Risiko auf ein Nachrutschen des Vorfalls erhöhen. Erst wenn die akute Phase überstanden ist, kann die Physiotherapie mit Aufbau und Kräftigung anfangen.

Grundsätzlich braucht es also Zeit und Geduld, dann verschwinden die meisten Vorfälle von allein. Es sei hier nochmals auf die Warnsignale hingewiesen, Warten sollte nicht auf Kosten einer Nervenschädigung gehen!

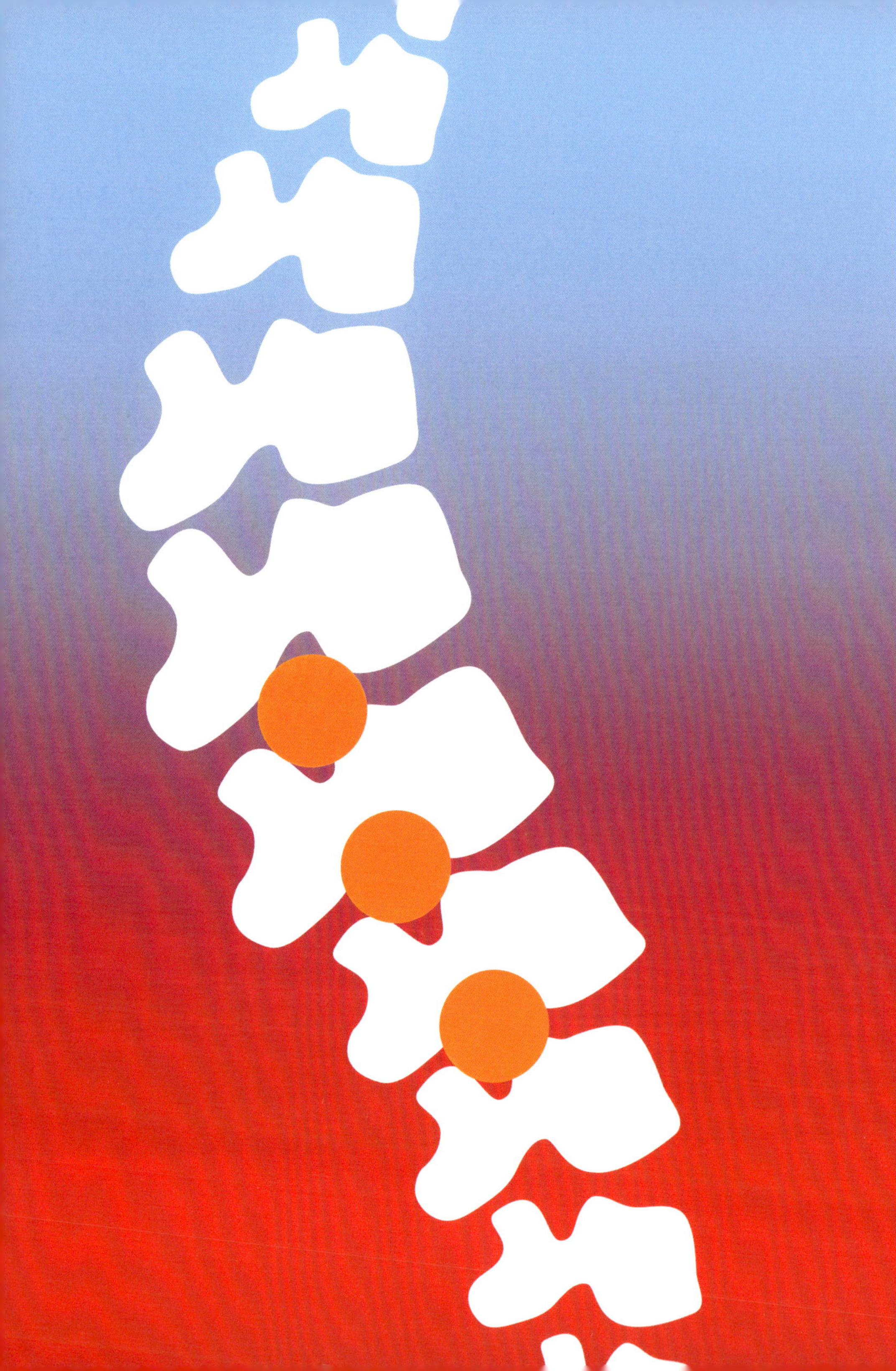

Therapie: Was hilft?

Die Diagnose ist da – hoffentlich ohne allzu viel Zeitverzögerung. Nun stellt sich die Frage: Was tun?

Therapie-Optionen

Ohne Zweifel wünschen Sie sich möglichst schnelle Linderung. Sehen wir uns an, welche Möglichkeiten Ihnen offenstehen.

Die Diagnose Bandscheibenvorfall steht fest – vermutlich sind Sie fast ein wenig erleichtert, weil jetzt klar ist, woher Ihre Beschwerden rühren. Nun geht es darum, Abhilfe zu schaffen. Es gibt verschiedene Therapieoptionen für einen Bandscheibenvorfall. Die Auswahl hängt von der Schwere der Symptome und individuellen Faktoren ab.

Konservative Therapie: Diese umfasst Schmerzmedikamente, Physiotherapie, Massage und Akupunktur. Ziel ist es, Schmerzen zu lindern, Entzündungen zu reduzieren und die Beweglichkeit zu verbessern. Eine konservative Therapie wird in der Regel bevorzugt, wenn der Bandscheibenvorfall keine neurologischen Ausfälle verursacht.

Injektionen: Injektionen können eingesetzt werden, um Schmerzen und Entzündungen zu reduzieren. Eine epidurale Injektion erfolgt beispielsweise in den Bereich um die betroffene Nervenwurzel, um Schmerzen und Entzündungen zu lindern.

Chirurgische Eingriffe: Wenn die konservative Therapie nicht erfolgreich ist oder der Bandscheibenvorfall schwerwiegende neurologische Ausfälle verursacht, kann eine Operation in Betracht gezogen werden.

Ihre Ärztin oder Ihr Arzt sollte mit Ihnen die Vor- und Nachteile jeder Option besprechen und gemeinsam mit Ihnen eine Entscheidung treffen.

Dos & Dont's

Der Muskel wächst mit seinen Aufgaben:
Er wächst nur, wenn er bewegt wird und arbeiten muss. Also: bewegen, bewegen, bewegen!

Der einzige Sport:
Das Bewegen des Zeigefingers über die Fernbedienung beim Gucken der Sportschau.

Gehen Sie nach der Arbeit eine Runde spazieren.

Sie liegen bis zur Bettzeit auf der Couch.

Nehmen Sie die Treppe.

Steigen Sie immer in den Fahrstuhl.

Holen Sie die Sonntagsbrötchen zu Fuß oder mit dem Fahrrad.

Sie nehmen auch für kurze Strecken grundsätzlich das Auto.

Treiben Sie mindestens 1x pro Woche irgendeinen Sport.

Sport ist nur für andere.

Essen Sie abwechslungsreich und maßvoll.

Der Teller muss leer gemacht werden, egal wie voll der Bauch schon ist

Sie sitzen den ganzen Tag vor dem Bildschirm.

Abwechslung:
Nehmen Sie bei der Arbeit wechselnde Körperhaltungen ein.

Wichtig ist, dass Sie sich umfassend aufgeklärt fühlen und alle Ihre Fragen beantwortet sind. Eine OP kann für Sie die beste Option sein – muss aber nicht. In der Regel ist die Einklemmung nur vorübergehend; unser Körper ist in der Lage, dieses Problem wieder in den Griff zu bekommen. Einfache Schmerzmittel aus der Hausapotheke helfen, die Zeit zu überbrücken. Bewegen Sie sich, wenn irgend möglich – komplette Ruhe ist, wie bei den meisten Erkrankungen des Muskel- und Skelettapparates, keine Lösung.

Physiotherapie

Die Physiotherapie erfolgt in zwei Stufen: der Hilfe in akuten Situationen und der Hilfe zur Vermeidung erneuter Probleme.

In der ersten Stufe wird die Physiotherapeutin, der Physiotherapeut auf Warnzeichen achten, wie beispielsweise Lähmungen, Taubheitsgefühle oder Verlust der Blasenfunktion. Diese Symptome können ein Hinweis auf ernsthafte Probleme sein, bei denen sofortige medizinische Aufmerksamkeit erforderlich ist. Wenn keine Alarmzeichen vorliegen, werden mithilfe spezieller Übungen Fehlhaltungen korrigiert, Muskelverspannungen gelindert und verkürztes Gewebe gedehnt, um den Körper beim Heilungsprozess zu unterstützen. Besonders wichtig ist es, Fehlhaltungen entgegenzuwirken: Um den Schmerz zu lindern, nimmt der Körper Haltungen ein, die unnatürlich sind und zu neuen Problemen an anderer Stelle führen können. Grundsätzlich ist es besser, Probleme zu vermeiden, als sie behandeln zu müssen; darum gibt es in diesem Buch auch einen ausführlichen Übungsteil. Sobald die akute Phase überstanden ist, geht es daran, einem Rückfall vorzubeugen, indem die Übungen in den Alltag eingebaut werden.

OP – ja oder nein?

Auch in unserer Praxis, die auf die operative Behandlung der Wirbelsäule spezialisiert ist, werden nur etwa 15 % der Patienten operiert. Diese Zahl zeigt, dass eine Operation nur selten erforderlich ist.

Schwer gefordert

Unsere Wirbelsäule hat einen schweren Job: Der aufrechte Gang belastet sie in anderer Weise als von der Natur ursprünglich vorgesehen. Der Wirbelturm in unserer Mitte muss dabei als Stütze herhalten. Ohne Hilfe der Muskeln ist der aufrechte Gang unmöglich; im Laufe des Lebens nimmt die Muskelmasse ab. Nur durch Bewegung erhalten wir unsere Muskeln und so unseren Körper gesund und leistungsfähig.

Sollte in Ihrem Fall eine Operation nötig und sinnvoll sein, wählen Sie Klinik und Operateurin bzw. Operateur sorgfältig. Die Erfahrung und Expertise der Chirurgin oder des Chirurgen sind von großer Bedeutung, denn Übung macht den Meister, genau wie bei einem Musiker, der nur durch viele, viele Übungsstunden zum Virtuosen wird. Informieren Sie sich also, wie häufig die Operation von der Chirurgin, dem Chirurgen durchgeführt wird. Dies gilt nicht nur für Wirbelsäulenoperationen, sondern auch für alle anderen Eingriffe.

So oder so ist jeder chirurgische Eingriff mit Risiken verbunden, die sorgfältig abgewogen werden sollten. Grundsätzlich gilt: Weniger ist mehr und der kleinste zielführende Eingriff sollte gewählt werden. Die Strategie »Das machen wir gleich mal mit« erhöht nur das Risiko.

Die Operation

Was genau passiert bei einer Wirbelsäulen-OP? Lesen Sie hier, was Sie erwartet, wenn eine OP notwendig sein sollte, um Ihnen zu helfen.

Es geht nicht mehr! Der Bandscheibenvorfall beeinträchtigt Sie nonstop. Sie können Ihren Alltag nicht wie gewohnt bewältigen, und auch Ihr Umfeld wird in Mitleidenschaft gezogen. Nichts hilft, keine Medikamente, keine Physiotherapie, keine Geduld. Die Lebensqualität ist mies, der Alltag entgleitet Ihnen.

Die MRT-Bilder zeigen eine eindeutige Ursache: ausgetretenes Bandscheibengewebe, das auf einen Nerv drückt. Der Wirbelsäulenchirurg schlägt die mikrochirurgische Entfernung vor.

Zum Glück sind sie sonst gesund und die kurze Narkose sollte kein Problem darstellen.

Operationsablauf an der Lendenwirbelsäule

Nach einer ausführlichen neurologischen Untersuchung, bei der die Funktionen der Nerven und eventuelle Ausfälle festgehalten werden, erhalten Sie detaillierte Informationen über den geplanten Eingriff. Hier gehen wir vom typischen Bandscheibenvorfall in der Lendenwirbelsäule aus, welcher der häufigste Eingriff an der Wirbelsäule ist (ca. 85 Prozent der Eingriffe, ca. 10 % entfallen auf die Halswirbelsäule und 5 % auf die Brustwirbelsäule).

Sehen wir uns zunächst genau an, wie die Operation verläuft, anschließend erklären wir die möglichen Risiken und Empfehlungen für die Zeit danach.

3-D-Mikrochirurgie

Die Operation wird unter Vollnarkose unter Leitung einer erfahrenen Anästhesistin oder eines erfahrenen Anästhesisten durchgeführt. Es handelt sich um eine sogenannte minimalinvasive Operation, für die nur ein kleiner Hautschnitt notwendig ist. So wird nur wenig Gewebe verletzt, die Wundheilung erfolgt schnell und die Narbenbildung ist minimal.

Schon im Vorfeld werden Sie »auf Herz und Lunge« durchgecheckt, um die Risiken einer Narkose einzuschätzen und abzuwägen. Ggf. schickt der Anästhesist Sie zu einem Internisten oder Kardiologen für ergänzende Informationen.

Operationen an der Lendenwirbelsäule finden in der Regel in Bauchlage statt, Sie werden also in Narkose vorsichtig vom Rücken auf den Bauch gedreht (und nach der Operation wieder zurück auf den Rücken). Damit in der Bauchlage Ihre Lunge gut mit Sauerstoff versorgt ist, wird ein dünner Schlauch in die Luftröhre geschoben. Das merken Sie aber nicht, es geschieht erst, wenn Sie schlafen. Auch bekommen Sie Zugänge gelegt, damit über Gefäße Medikamente verabreicht werden können.

Während der Operation übernimmt das Narkosegerät Ihre Atmung und pumpt kontrolliert Sauerstoff in Ihre Lunge. Der Anästhesist überwacht ständig Puls und Blutdruck sowie die Atmung. Für die Operateurin, den Operateur ist es optimal, wenn im Operationsgebiet möglichst wenig Blut austritt, damit die Nerven und der Vorfall gut zu sehen sind. Darum versucht der Anästhesist, Sie optimal zu entspannen und den Blutdruck vertretbar niedrig einzustellen. Optimalerweise sind Operateure und Anästhesisten ein eingespieltes Team.

Sobald Sie tief schlafen und gut gepolstert auf dem Bauch liegen, wird der Operationsbereich vorbereitet. Häufig wird jetzt die exakte Position des Bandscheibenvorfalls anhand eines Röntgenbilds auf dem OP-Tisch bestimmt. So kann der Chirurg gezielt den kürzesten, sichersten Weg nehmen. Dann wird die Haut gereinigt und alles drum herum mit sterilen Papiertüchern abgedeckt, nur der kleine Operationsbereich bleibt sichtbar.

Nach dem sogenannten Time-out, einer Art letztem Check des Teams, bevor es losgeht, erfolgt der kleine Hautschnitt und der Chirurg erarbeitet sich einen Zugang zur Wirbelsäule. Sobald diese erreicht ist, geht die Operation in eine neue Phase: mikroskopisch!

Gearbeitet wird mit einem Operationsmikroskop, das steril in Folie verpackt ist und das den Operationsbereich optimal beleuchtet und stark vergrößert. Moderne Operationsmikroskope sind beweglich, können aber in jeder Position fixiert werden. Sie brauchen vom Operateur nicht gehalten zu werden, die Hände sind frei zum Arbeiten. Durch diese enorme

Flexibilität kann jede Ecke des Operationsgebiets ausgeleuchtet werden. Dank der Vergrößerung können auch in der Tiefe Strukturen herangezoomt werden. So kann bei der Operation trotz des nur kleinen Hautschnitts in der Tiefe die Übersicht behalten und sicher gearbeitet werden.

Das Ziel einer Operation ist es, dem Nerv wieder Platz zu verschaffen. Auf Basis der Vorbereitungen, der MRT- und Röntgenbilder macht die Chirurgin, der Chirurg den Plan für das Vorgehen. Manchmal ist Arthrose (Verdickungen der kleinen Gelenke) mit ursächlich für die Einklemmung. Diese Verdickungen werden zunächst mit einer kleinen Stanze entfernt, um einen Zugang zum Nervenkanal zu schaffen und diesen gleichzeitig geräumiger zu machen.

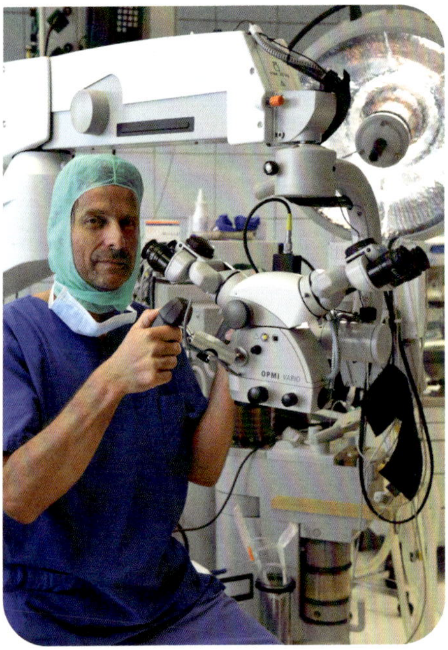

Die Operateurin, der Operateur nähert sich vom Rücken her den Nerven, der Vorfall befindet sich darunter, da der Nervenkanal vom Rücken aus gesehen hinter Wirbeln und Bandscheibe liegt. Sobald der Nerv freigelegt (»dargestellt«) ist, entfernt die Chirurgin oder der Chirurg den Teil der Bandscheibe, der gegen den Nerv drückt.

Sobald der Nerv wieder frei liegt, was man daran erkennen kann, dass er sich wieder sanft mit der Atmung und dem Pulsschlag bewegt, weil wieder Nervenwasser im Nerv fließen kann, erfolgt eine Blutstillung. Mit einer feinen elektrischen Pinzette werden kleine Gefäße zugeschweißt. Dann wird die Muskelfaszie vernäht, das Gewebe unter der Haut und die Haut selbst. Ein Pflaster drauf, die Patientin, der Patient wird auf den Rücken gedreht und wacht auf.

Die Aufwachphase findet im Aufwachraum statt; sobald der Patient gut ansprechbar ist, stabil und selbständig atmet, erfolgt die Verlegung auf Station. In der Regel können Patienten nach maximal fünf Stunden unter Aufsicht aufstehen.

« Arbeit mit dem Operationsmikroskop

Operationsablauf an der Halswirbelsäule

In der Halswirbelsäule befindet sich das Rückenmark, aus dem seitlich einzelne Nerven austreten. Auch in diesem Bereich der Wirbelsäule, in dem die Bandscheiben deutlich kleiner sind, können Bandscheibenvorfälle auftreten. Zudem kommen in der Halswirbelsäule häufiger Knorpelablagerungen (Osteophyten) als Ursache vor. Die Nerven verlaufen durch Öffnungen (Foramina) aus dem Rückenmarkskanal über die Schulter in die Arme.

Vom Rücken aus gesehen liegen die Bandscheiben auch hier vor dem Rückenmark, doch in der Regel wird nur bei seitlich liegenden Bandscheibenvorfällen von hinten operiert.

Das liegt daran, dass das Rückenmark, das den Rückenmarkskanal fast vollständig ausfüllt, sich nicht zur Seite schieben lässt, sodass man nicht daran vorbei zu dem Vorfall gelangen kann. Anders ist es bei der Lendenwirbelsäule, wo kein Rückenmark mehr vorhanden ist und die Nerven viel weniger Platz einnehmen, sodass vom Rücken aus operiert werden kann.

Somit wählen die Neurochirurgen den Weg von vorne. Ein kleiner Hautschnitt ermöglicht Zugang zu den Strukturen wobei nur ein dünner Muskel unter der Haut durchtrennt werden muss.

Danach werden alle anderen, teilweise sehr wichtigen Strukturen voneinander gelöst und zur Seite geschoben, darunter Luft- und Speiseröhre, die Gefäße und ein kleiner Nerv, der für das Stimmband zuständig ist. Dies kann nach der OP für Heiserkeit verantwortlich sein, meist ist diese vorübergehend, nur selten bleibend.

Nach wenigen Zentimetern erreicht die Chirurgin, der Chirurg die Vorderseite der Wirbelsäule. In der Regel verläuft die Operation unter regelmäßiger Durchleuchtung. Es werden kleine Schrauben in die an den Bandscheibenvorfall angrenzenden Wirbel gesetzt, die einen Spreizer halten. Danach geht es unter mikroskopischer Vergrößerung durch die Bandscheibe in Richtung Rückenmarkskanal. Der ausgetretene Teil, also der Bandscheibenvorfall, wird entfernt, ebenso Knorpelablagerungen, sodass das Rückenmark samt austretenden Nerven nun frei und ohne Druck liegt.

In der Bandscheibe ist jedoch ein kleiner Tunnel entstanden: Um zu vermeiden, dass die Bandscheibe an Höhe verliert und die Foramina dadurch kleiner werden, wird häufig ein Platzhalter, ein Cage, zurückgelassen. Dieser Platzhalter bestand früher aus einem Stück eigenem Knochen aus dem Beckenkamm. Heute wird in der Regel ein Kunststoff verwendet, dessen Struktur der des Wirbels möglichst ähnlich ist. Ziel ist es, die beiden Wirbel um die defekte Bandscheibe herum miteinander zu verbinden (Fusion). Die Wissenschaft ist sich uneinig, was besser ist: eine Restbeweglichkeit trotz schlechter Bandscheibe oder eine Fusion, die vielleicht schneller zu einem Verschleiß der Bandscheibe darüber oder darunter führt.

Nach Entfernen der Schrauben und des Spreizers schließt der Zugang sich von selbst und nur der anfangs durchtrennte dünne Muskel und die Haut werden genäht. Dank des genau ausgemessenen und gerillten Cages können sofort normale Bewegungen gemacht werden. In den ersten Wochen sollten jedoch extreme Bewegungen vermieden werden, wie Decken streichen oder von der Seite ein Tennismatch ansehen (und dabei ständig den Kopf nach links und rechts drehen).

Operationsablauf an der Brustwirbelsäule

Extrem selten sind Bandscheibenvorfälle an der Brustwirbelsäule, die zu Beschwerden führen. Die Brustwirbel sind schließlich mit den Rippen verbunden und bilden mit dem Brustkorb ein ziemlich starres stabiles Gebilde, daher sind die Bandscheiben nicht sehr belastet. Bei einem Bandscheibenvorfall, der so starke Beschwerden verursacht, dass eine Operation unumgänglich ist, gibt es wieder zwei mögliche Zugänge: von hinten oder von vorne. Beide sind sehr aufwendig! Bei einem Zugang von hinten müssen Teile der Rippen entfernt werden, um seitlich am Rückenmark vorbeizukommen. Der Zugang von vorn ist übersichtlicher, jedoch führt der Weg durch den Brustkorb und es ist nötig, einen Lungenflügel gezielt kollabieren zu lassen, um Platz zu schaffen. Nur wenige Spezialisten beherrschen diesen Weg, insbesondere endoskopisch.

Risiken einer Operation

Die Risiken einer Operation können in verschiedene Kategorien eingeteilt werden. Zunächst gibt es die allgemeinen Risiken, die unabhängig vom Eingriff bestehen. Dazu gehören beispielsweise Diabetes, Bluthochdruck, die Einnahme von Gerinnungshemmern oder Schwierigkeiten bei der Narkose aufgrund von Asthma oder Schlafapnoe. In manchen Fällen erfordert der Eingriff ein spezialisiertes Umfeld unter Einbezug von Medizinern anderer Fachrichtungen und Zugriff auf intensivmedizinische Versorgung bei Komplikationen.

Des Weiteren gibt es Risiken, die mit der Lagerung des Patienten während des Eingriffs verbunden sind. So müssen beispielsweise bei einer Operation in Bauchlage die Schultern und Ellenbogen in einem natürlichen Winkel weich gelagert werden, damit es nicht zu Schädigungen der Haut und Druckstellen kommt. Durch den Schnitt in die Haut entsteht ein Zugangstor für Erreger, weshalb die

Operationsdauer von großer Bedeutung ist. Studien haben gezeigt, dass bei einer Dauer von über zwei Stunden die Wahrscheinlichkeit eines Einwanderns von Hautbakterien (also denjenigen Bakterien, die massenhaft ganz natürlich auf unserer Haut vorkommen) in den Körper steigt. Vorsorglich wird daher oft vor dem Eingriff ein Antibiotikum verabreicht.

Während des Eingriffs werden auch Gefäße durchtrennt, die von der Chirurgin, dem Chirurgen mit einer elektrischen Pinzette verschweißt werden. Dies dient weniger der Verminderung des Blutverlusts (im Schnitt »verlieren« Sie bei einer Standardoperation an der Lendenwirbelsäule etwa eine große Kaffeetasse Blut), sondern vor allem der Verbesserung der Sicht auf die Nerven. Ein zugeschweißtes Gefäß kann sich später öffnen und ein harmloses Hämatom verursachen.

Besonders bei Operationen an der Halswirbelsäule besteht ein hohes Risiko für lebenswichtige Strukturen, da der Zugang zum Operationsgebiet an diesen vorbei erfolgen muss.

Zuletzt handelt es sich bei einer Rückenmark- oder Nervenoperation um ein Arbeiten an sehr empfindlichen Strukturen, bei denen (selten) Ausfälle möglich sind. Eine erfahrene Ärztin, ein erfahrener Arzt wird diese Risiken sorgfältig abwägen und nur dann zu einem Eingriff raten, wenn dieser unbedingt notwendig ist und ein positiver Behandlungserfolg erwartet werden kann. Die Patientin, der Patient wird ausführlich über die Risiken aufgeklärt, meist in Form eines Merkblatts.

Fallbeschreibung.

» *Johanna ist 37 Jahre alt und Mutter von drei quirligen Kindern. Sie ist sehr aktiv und jongliert einen Teilzeitjob, Kinder, Haushalt und Jogging mit ihren Freundinnen.*

Sie ist schlank, sportlich und hatte bisher bis auf gelegentliche Knieschmerzen nach dem Joggen und Rückenschmerzen nach Gartenarbeit keine körperlichen Beschwerden. Vor drei bis vier Monaten begann ihr Rücken erneut zu schmerzen – nun ja, der Garten musste im Frühling auf Vordermann gebracht werden. Sie machte sich keine großen Sorgen. Doch diesmal brachte nicht wie sonst ein warmes Bad Linderung. In den folgenden Tagen schmerzte der Rücken weiter, der Schmerz saß irgendwie tiefer, zog hinunter Richtung Gesäß. Doch in ihrem Alltag gab es keine Zeit für Wehwehchen, also schluckte sie ein Schmerzmittel und powerte weiter. Dann eines Abends, Johanna wollte gerade einen Topf aus der untersten Schublade nehmen, schlug »der Blitz ein«. Wie ein Feuerstrahl zog der heftige Schmerz tief herunter in das rechte Bein bis zur Ferse, und ihr Fuß kribbelte, als sei er eingeschlafen gewesen. Mit Mühe kam Johanna wieder hoch, aber sie merkte sofort, dass sie schief stand. Ihr Mann nahm den Topf und Johanna legte sich hin. Es half nichts, der Schmerz im rechten Bein blieb, überraschenderweise schmerzte der Rücken weniger. Mehrere Ibuprofen halfen nicht, sie verbrachte eine furchtbare Nacht. Es folgten mehrere schmerzerfüllte Tage, Johanna konnte ihren Alltag nicht mehr bewältigen. Ihr Hausarzt verordnete stärkere Medikamente, Ruhe und Physiotherapie, aber nichts half wirklich.

Zum Glück erhielt sie kurz darauf einen MRT-Termin und es wurde ein Bandscheibenvorfall diagnostiziert. Obwohl es eine Schreckensnachricht war, war es auch eine Beruhigung, zu wissen, was das Problem war und dass es wieder verschwinden würde. Einige Wochen vergingen, die Beschwerden blieben, das frühere Leben blieb in weiter Ferne, der Schmerz stand im Weg. Johannas Hausarzt sprach das Thema Operation an und schlug einen Termin beim neurochirurgischen Wirbelsäulenspezialisten vor. Johanna war zurückhaltend: eine Operation?

Doch nicht nur ihr eigenes Leben war massiv beeinträchtigt, auch ihr Mann und ihre Kinder litten unter der Situation. Das Gespräch mit dem Neurochirurgen war ganz anders als erwartet. Sie wurde befragt, neurologisch untersucht und der Spezialist erklärte die MRT-Bilder, auf denen Johanna eindeutig die Ursache ihrer Schmerzen erkennen konnte, eine auf den Nerv drückende Bandscheibe in der unteren Lendenwirbelsäule. Der Neurochirurg erklärte ihr, wie das ausgetretene Bandscheibengewebe vom Nerv entfernt werden würde, und sprach über die Risiken und Erfolgsaussichten.

Johanna entschied sich für die Operation und konnte wenige Wochen später wieder ihr gewohntes Leben führen, inklusive kurzer Joggingstrecken. Rückblickend war sie froh, dass sie den Bandscheibenvorfall mikrochirurgisch entfernen ließ.

Wie geht es weiter nach einer Operation?

Das Ziel einer Operation besteht darin, die Ursache der aktuellen Schmerzen mit einem möglichst geringen Risiko zu beseitigen und rasch wieder Lebensqualität zu erlangen. Erfahrungsgemäß sorgt eine zeitnahe Wiederaufnahme der alltäglichen Tätigkeiten zu besseren Ergebnissen als eine längere Schonung und Zurückhaltung. Es hilft in keiner Weise, wenn Betroffene ängstlich durch ihren Alltag »schleichen« und kaum wagen, sich zu bewegen, aus Furcht, das Problem könne zurückkommen. Wir plädieren eher dafür, den Patientinnen und Patienten zu sagen: »Vergessen Sie diese unangenehme Phase in Ihrem Leben schnellstmöglich, gehen Sie nach Hause und genießen Sie Ihr Leben – ohne den Bandscheibenschmerz.«

Verbesserungspotenzial gibt es natürlich bei vielen Patientinnen und Patienten, wie zum Beispiel mehr Bewegung, weniger Gewicht oder weniger Stress. Das steigert auch die Lebensqualität. Ein so ein einschneidendes Erlebnis wie ein heftiger Bandscheibenschmerz und die notwendige Operation können als Anlass genommen werden, ggf. gemeinsam mit Fachleuten, an der eigenen körperlichen Verfassung zu arbeiten und so das Werkzeug, mit dem wir unsere täglichen Aufgaben bewältigen, zu verbessern. Es ist aber unsinnig, Patientinnen und Patienten unter Druck zu setzen mit Aussagen wie »Wenn Sie nichts ändern, gibt es bald den nächsten Vorfall«. Vor allem, weil das so nicht korrekt ist. 35 Jahre in der Wirbelsäulenchirurgie haben mir, Patrick Simons, gezeigt, dass es keinen gesicherten Weg gibt, einen Bandscheibenvorfall zu vermeiden. Es kann jeden treffen, auch mehrmals. Wir operieren Dicke, Dünne, Kräftige, Schmächtige, Junge, Alte.

Viele Patientinnen und Patienten fragen sich und die Ärztin oder den Arzt: »Was habe ich falsch gemacht?« Die Antwort ist: nichts! Es gibt, außer der Tatsache, dass unsere Wirbelsäule evolutionär immer noch nicht an den aufrechten Gang angepasst ist, keine eindeutige Ursache.

Viele Patientinnen und Patienten haben aber das Bedürfnis, eine Ursache zu identifizieren, und suchen nach einer Erklärung für ihren Bandscheibenvorfall. Sie suchen nach einem klaren Auslöser, wie zum Beispiel »Ich habe mich bei der Arbeit verhoben«, »Ich habe zu lang im Auto gesessen« oder »Ich habe im Garten gearbeitet und bin ausgerutscht«. Allerdings ist es äußerst unwahrscheinlich, dass eine völlig gesunde Bandscheibe aufgrund eines solchen »Alltagstraumas« einen Vorfall erleidet. Bei plötzlichen Gewalteinwirkungen brechen die Wirbel eher, als dass es zu einem Bandscheibenvorfall kommt. Bei einer Bandscheibe, die über Jahre hinweg abgenutzt worden ist und deren Faserring den Kern kaum noch halten kann, kann dagegen bereits das Aufheben eines Kugelschreibers ausreichen, um den Kern austreten zu lassen.

Daraus folgt: Es ist nicht sinnvoll, sein Leben lang zwanghaft anders zu leben, als man möchte, um einem Bandscheibenvorfall vorzubeugen, da dies kein Garant dafür ist, dass es nicht trotzdem passiert.

Das soll kein Freifahrtschein dafür sein, alles schleifen zu lassen und nur noch auf der Couch Netflix zu konsumieren.

Absolut nicht! Bewegung, an das Individuum angepasste sportliche Bewegung ist rundum gesund, nicht nur für die Wirbelsäule. Sie sollten sie jedoch aus freien Stücken betreiben, nicht weil der Chirurg Ihnen angedroht hat, dass sonst der nächste Vorfall vorprogrammiert ist. Umso größer ist die Enttäuschung, wenn es dann trotz aller Bemühungen erneut passiert. Aber: Ein fitter Patient hat auf jeden Fall den Vorteil, dass er sich schneller erholt, wenn der Vorfall zuschlägt.

Tipps für die Zeit nach der Operation

In den ersten 2–3 Wochen nach der Operation belasten Sie die Wirbelsäule möglichst wenig, damit der Faserring und die Rückenmuskeln heilen können.

Wichtig ist, dass Sie sich ohne Angst und ohne Spannung locker bewegen: wie der geschmeidige Basketballer und nicht wie ein Roboter.

Hören Sie in sich hinein. Ein wenig Wundschmerz ist normal, wie bei Sportverletzungen auch. Er geht vorbei, Kühlen und abschwellend wirkende Medikamente wie Ibuprofen oder Diclofenac helfen. Bei starken Schmerzen sollten Sie ärztliche Hilfe suchen, dann stimmt etwas nicht.

Fangen Sie rasch wieder an zu arbeiten, am besten nach einem Stufenmodell. Es fällt uns ja schon nach einem 2-wöchigen Urlaub schwer, wieder in den Berufsalltag zu kommen. Nach 6 oder mehr Wochen Krankschreibung (es dauert ja meist eine Weile, bis es zur Operation kommt) ist es genauso ungewohnt und schwierig, wieder in den Rhythmus zu kommen. Das ist also ganz normal. Lassen Sie es also langsam angehen und hören Sie auf Ihren Körper. Je kürzer die Ausfallzeit gewesen ist, umso einfacher geht es. Ausnahme sind Berufe, in denen Sie sich nicht nach Ihren Bedürfnissen körperlich schonen können. Im Büro können Sie aufstehen und zum Fax oder Kopierer gehen, wenn es mal zwickt. Sind Sie z.B. Pilot oder Feuerwehrmann, können Sie sich nicht nach Belieben eine solche Auszeit nehmen. Sie haben nicht nur die Verantwortung für Ihren eigenen Körper, sondern auch für das Leben vieler anderer Menschen. Sie müssen also, bevor Sie in einen solchen Beruf wieder einsteigen, erst komplett wiederhergestellt sein, damit Sie nicht sich selbst oder Ihre Schutzbefohlenen in Gefahr bringen. Sie können ja als Feuerwehrmann schlecht bei einem Brand den zu Rettenden erst mal nach seinem Gewicht fragen, um dann zu entscheiden ob, es Ihrem frisch operierten Rücken zuzumuten wäre, den Menschen zu retten! Geben Sie sich daher genügend Zeit!

Zu guter Letzt: Leben Sie gesund und genießen Sie Ihr Leben!

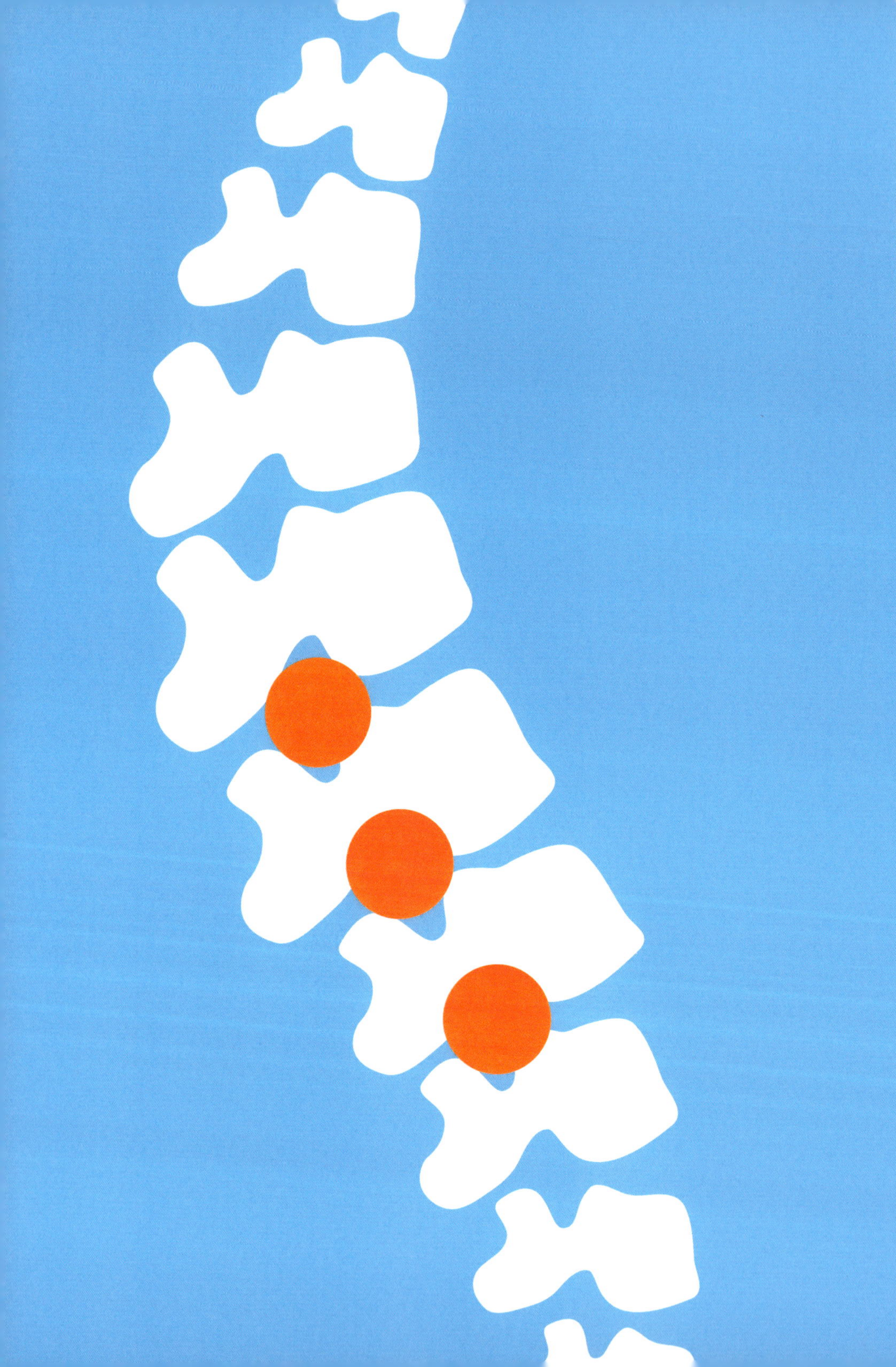

Ihr Übungsprogramm

Das Schlimmste liegt hinter Ihnen – jetzt geht es darum, einer Wiederholung vorzubeugen!

Zurück in die Freiheit

Sie sind die Schmerzen los! Ein großartiges Gefühl! Wie machen Sie jetzt am besten weiter?

Wenn Sie schon einmal unter einer quälenden Rückenschmerzepisode gelitten haben, wissen Sie natürlich, dass in der akuten Situation jede Bewegung schwerfällt und es sogar problematisch sein kann, eine schmerzlindernde Ruhestellung zu finden. Jeder Lagewechsel wird zur Qual, an Lachen oder Husten möchte man gar nicht denken und der Gang zur Toilette wird ein schmerzhaftes Abenteuer. In der akuten Phase kann man sich kaum vorstellen, dass die einfachen Dinge des Alltags wieder funktionieren können.

Und dennoch: Es kommt der Moment, in dem man es wieder wagen kann, sich zu bewegen. Sie werden feststellen, wie viel Freude es machen kann, Schritt für Schritt wieder in die Gänge zu kommen! Anfangs kann es bedeuten, dass nur sehr kleine Bewegungen möglich sind, wie zum Beispiel der Minisamba (S. 58) Aber mit abnehmenden Beschwerden wird Ihr Körper wieder mehr zulassen. Aus der Rückenlage heraus können Sie mit der Schulterbrücke (S. 62) in eine sanfte Kräftigung einsteigen.

Wiederkehrende Kräfte gut dosieren

Wenn Sie gerade eine akute Phase hinter sich haben, ist es besonders wichtig, die zurückgewonnene Bewegungsfreude in gesunde Bahnen zu lenken! Sind die gröbsten Schmerzen vergangen, möchten Sie möglicherweise die ganze Welt umarmen und sofort Ihre ganze Energie in die Rückengesundheit investieren. Das ist klasse, denn alle aktuellen Erkenntnisse zeigen, dass Bewegung beim Schutz der Wirbelsäule die zentrale Rolle spielt. Doch wie immer kommt es auf die richtige Dosis an! Nutzen Sie diese Gelegenheit, Ihren Körper und seine Fähigkeiten besser kennenzulernen, und respektieren Sie seine aktuellen Grenzen.

Training, das Sie in Ruhe und voller Achtsamkeit durchführen, unterstützt Sie nicht nur bei dieser wichtigen Aufgabe, sondern es trägt auch zu Ihrer mentalen Ausgeglichenheit bei, die wiederum Selbstheilungskräfte aktiviert. Jede in diesem Buch beschriebene Übung können Sie zu einer Achtsamkeitsübung werden lassen, wenn Sie sie in entsprechender Ruhe und mit Konzentration durchführen. Dafür passen Sie die Bewegungsabläufe Ihrer ruhigen und gleichmäßigen Atmung an.

Sollte Ihnen bei dieser Art des Übens auffallen, dass Sie sich bei einer Bewegung nicht hundertprozentig wohlfühlen, gilt grundsätzlich die folgende Regel: »Machen Sie die Bewegung kleiner und langsamer.« Das kann oft schon dazu beitragen, dass die Übung viel besser funktioniert. Ändert auch diese Maßnahme nichts am Unbehagen, stellen Sie die Übung erst einmal für eine Woche zurück und versuchen es dann erneut. Mit zunehmender Trainingserfahrung werden Sie die Übungen immer besser beherrschen.

Das Gleichgewicht zwischen Kraft und Beweglichkeit

Bestimmt haben auch Sie in Ihrem Bekanntenkreis schon zwei Beweglichkeitstypen erkannt: Es gibt die Flexiblen und die Festen. Während die einen mühelos im Stand mit den Fingerspitzen zum Fußboden kommen, stoppt bei den anderen die Bewegung mit den Händen auf Kniehöhe. Die Flexiblen können ohne viel Training in den Spagat gleiten, die Festen haben schon bei dem Versuch das Gefühl, es zerreiße sie. Interessanterweise werden Sie in einem Fitnessstudio die Beweglichen eher in der Yogastunde antreffen und die Unbeweglichen bei den Eisenfressern in der Kraftsportecke. Dabei müsste es eigentlich genau umgekehrt sein! Der feste Typ findet seinen Ausgleich in Beweglichkeitsübungen, der flexible in der Kräftigung. Leider tendieren wir jedoch dazu, im Training das zu wählen, was uns leichtfällt und damit auch mehr Spaß macht. Dadurch besteht die Gefahr, dass unser Training zu einseitig wird, was dann wieder zum Auslöser von Beschwerden werden kann.

Versuchen Sie also, in Ihrer Übungsauswahl kräftigende und mobilisierende Trainings in ausgewogenem Maß zum Zuge kommen zu lassen. Es gibt Übungen, die beides verbinden, wie zum Beispiel »Der zeigende Hund« (S. 68), »Streckerkraft« (S. 96) oder »Trio-Lift«

(S. 88). Beginnen Sie wie oben beschrieben mit kleinen Bewegungen und kurzen Haltedauern in der Anspannungsposition. Wenn Sie sich steigern möchten, lassen Sie die Bewegungen Schritt für Schritt größer werden und verlängern Sie die Haltephasen.

Viel Potenzial für eine starke Zukunft

Kaum ein Satz klingt so abgedroschen wie »Die Krise als Chance nutzen!«. Doch kaum einer ist in Bezug auf unsere Gesundheit zutreffender. Denn in jeder gesundheitlichen Krise liegt eine riesige Chance, als gestärkter Mensch aus ihr hervorzugehen.

Für jemanden, der sich in einer akuten Phase übler Rückenschmerzen befindet, mag das noch recht abgehoben klingen, doch genau dieses unangenehme Kapitel Ihres Lebens birgt ein enormes Potenzial. Nachdem die Zeit der schlimmsten Schmerzen vorbei ist, geht es schon los! Sie werden voller Dankbarkeit feststellen, dass Aktivitäten, die vor kurzem noch undenkbar waren, wieder funktionieren. Was kann das für ein tolles Gefühl sein, wenn der einfache Gang zur Toilette wieder möglich ist und Socken ohne fremde Hilfe über die Füße gezogen werden können! Versuchen Sie, einen Teil dieser Dankbarkeit für dieses reibungslose Leben mitzunehmen. Wenn es Ihnen gelingt, nach einer überstandenen Gesundheitskrise einen dankbaren Blick auf die vielen kleinen Geschenke des Alltags zu behalten, lässt Sie das in Ihrer Zukunft glücklicher und gesünder werden.

Neben der mentalen Stärke haben Sie auch die Gelegenheit, Ihrem Körper neue Kräfte zu verleihen. Sie werden Übungen finden, die Ihnen dabei helfen (Beispiele: Fallschirmflug, Streckerkraft). Es gibt Studien, die zeigen, dass Menschen, die sich mehr bewegen als früher, viel seltener von erneuten Rückenschmerzen geplagt werden. Bewegung hilft uns also nicht nur wieder auf die Beine! Sie schützt uns auch davor, immer wieder aufs Neue Opfer von Rückenschmerzen zu werden.

Ganz nebenbei werden Sie auch bemerken, wie gut Bewegung unserem Allgemeinbefinden tut. Sie wirkt stimmungsaufhellend, setzt Glückshormone frei, lindert Schmerzen und verbessert unseren Schlaf. Alle diese Aspekte verbessern unsere körperliche und geistige Gesundheit und beugen Wohlstandserkrankungen wie Diabetes, Bluthochdruck und Übergewicht vor.

Sie sehen: Das, was eben noch ein lästiges Übel war, kann sich schon morgen als der Beginn eines gesundheitsbewussteren Lebens erweisen, dass Ihnen und Ihrem Körper in der Gegenwart und der Zukunft sehr viel Freude bescheren kann.

Wie schön es ist, anders zu sein

Zugegeben, das wird jetzt nicht ganz leicht. Denn wir müssen uns anschauen, was zu dieser chancenreichen Krise geführt hat. Natürlich fühlt es sich immer so an, als würde der Blitz aus heiterem Himmel einschlagen. Eben war die Welt noch in Ordnung und dann haut einen der Schmerz fast von den Füßen. Zu gerne wollen wir glauben, es sei diese eine falsche Bewegung gewesen, die die Misere ausgelöst hat. Doch die Wahrheit sieht in den meisten Fällen völlig anders aus!

Diese eine blöde Bewegung, dieses eine »falsche Bücken« oder »zu schwere Tragen« ist nicht der alleinige Auslöser der Schmerzen. Vielmehr ist dieses in unserer Erinnerung fest verwurzelte Ereignis der Tropfen, der das über Jahre aufgefüllte Fass zum Überlaufen gebracht hat. Gefüllt wurde dieses Fass durch schlechte Gewohnheiten wie Bewegungsmangel, einseitige Belastungen oder immer wiederkehrende Überlastungen. Nur extrem selten sind Bandscheibenvorfälle auf ein einzelnes Trauma zurückzuführen. Es ist unangenehm sich einzugestehen, dass das eigene Verhalten zu der Situation beigetragen hat, aber je eher wir dieser Tatsache ins Gesicht sehen, kann die Krise wirklich eine Chance werden. Denn von diesem Moment an können Sie den Entschluss in sich stärken, anders zu werden. Und das im allerbesten Sinne. Sie können zukünftig Ihren Alltag so gestalten, dass er zum Freund Ihres Rückens wird. Damit werden Sie das Fass der schlechten Gewohnheiten leeren und es irgendwann mit besseren füllen. Auf diesem lohnenden Weg dürfte Ihnen noch ein wichtiger Gegner von Veränderungen begegnen: Konventionen!

Diese mitunter gar nicht laut ausgesprochenen oder schriftlich fixierten Vereinbarungen zwischen Menschen sind etwas Wundervolles. Sie erleichtern uns den Umgang miteinander, sparen Zeit und schützen uns vor gesellschaftlichen Fehltritten. Grundsätzlich können sie sehr nützlich sein. Ohne allzu viel nachdenken zu müssen können wir recht sicher sein, dass wir uns richtig verhalten und dabei niemandem auf den Schlips treten. Konventionen werden oft in Verbindung mit »das gehört sich so« oder »so macht man das nun mal« geäußert.

Doch genau diese Konventionen können sich manchmal auch als ein starres Korsett entpuppen, wenn es um die Themen Bewegung und Gesundheit geht! Nicht selten spüren Menschen sehr gut, wie stark es ihnen hilft, wenn sie sich bewegen. Oft lassen sich dadurch unmittelbar Schmerzen lindern. Solange wir uns unbeobachtet fühlen, ist es ja auch gar kein Problem, ein paar Katze-Kuh-Bewegungen durchzuführen oder einmal in die verspannte Schultermuskulatur zu greifen, um sie zu entspannen. Aber wehe, es schaut jemand zu! Dann heißt es, »Was sollen die anderen von mir denken?« Machen Sie sich von diesen einschränkenden Konventionen unbedingt frei! Vielleicht freut sich sogar jemand über Ihren Mut und die gesunde Selbstfürsorge, die Sie an den Tag legen, und traut sich irgendwann, mitzumachen! Denn sehr wahrscheinlich befindet sich auch in Ihrer Nähe jemand mit einem körperlichen Problem, dass super durch Bewegung gelöst werden kann.

Es geht ans Üben

Die folgenden Übungen werden Ihnen helfen, Ihre Ziele für Ihre Rückengesundheit zu erreichen. Die Tabelle zeigt Ihnen, welche Übungen Ihnen in welcher Phase am besten helfen können.

Phase	LWS-Übungen	HWS-Übungen	Begleitende Maßnahmen
Akuter Schmerz	Entlastungsposition So kurz wie möglich!	Schmerzarme Ruheposition finden	Nach Rücksprache mit Arzt: Medikamente Entspannung Tiefe Atemtechniken zur Stressreduktion Wenn möglich: gehen!!
Erste Besserung	Minisamba (S. 58), Schulterbrücke (S. 62) Katze-Kuh (S. 66) Kleine Kobra – Kurze Planke (S. 70) Flotte Ferse (S. 64)	Nervenmobilisationen (S. 80–84) Stirn-Lift (S. 86) Kleine Kobra, kurze Planke (S. 70)	Auf ausreichende Pausen achten! Herausfinden, was alles wieder möglich ist. Das richtige Maß finden!
Rückkehr in Alltag und Training	Zeigender Hund (S. 68) Fallschirmflug (S. 72) Bewegliches Zentrum (S. 94) Kleiner Käfer (S. 74) Seitbrücke (S. 78)	Trio-Lift (S. 88) Fallschirmflug (S. 72) Fingertrick für Schulterblick (S. 90) Bewegliches Zentrum (S. 94) Seitbrücke (S. 78)	Neue Kräfte hinzugewinnen. Ausgewogenheit herstellen (Kraft und Beweglichkeit)!
Neue Gewohnheiten für den Alltag	Katze-Kuh im Sitzen Gestrecktes Dreieck (S. 92) Streckerkraft (S. 96) Piriformisstretch (S. 76)	Gestrecktes Dreieck (S. 92) Streckerkraft (S. 96)	Mehr bewegen!!! Weniger sitzen!!! Erkennen Sie, wie viele Bewegungsgelegenheiten der Alltag bietet! Seien Sie anders!

Worauf im Alltag achten?

Es lohnt sich, einen kritischen Blick auf den eigenen Alltag zu werfen – häufig liegt hier unerwartetes Verbesserungspotenzial!

Die Diagnose eines Bandscheibenvorfalls zu erhalten ist für viele Betroffene eine niederschmetternde Erfahrung. In unseren Köpfen hat sich die Idee festgesetzt, dass in einem solchen Fall alles schlechter werden muss. Ähnliche Gedanken verbinden viele Menschen mit ihrem zunehmenden Alter. Nicht selten hört man Aussagen wie »Werde erst einmal vierzig! Dann wird alles schlechter«.

Glücklicherweise kann man da in der Praxis ganz andere Erfahrungen machen. Besonders, wenn man das Glück hat, älteren Menschen mit einer positiven Lebenseinstellung zu begegnen. Denn die berichten häufig von unangenehmen Episoden ihres Lebens, die irgendwann abgeschlossen waren. So sagen manche, dass sie in irgendeiner Lebensspanne immer mal wieder Ärger mit dem Rücken hatten, und freuen sich nun darüber, dass diese Gesundheitskrise auch wieder ein Ende fand.

Natürlich möchten Sie als Betroffene, dass die Beschwerden lieber heute als morgen wieder verschwinden, und Ihre Geduld wird auf eine harte Probe gestellt. Das ist ja auch der Grund, aus dem Sie im Gesundheitswesen als Patientin/Patient (von lat. *patiens* »[er]duldend, leidend«) bezeichnet werden. Vielleicht ist es Ihnen eine Hilfe zu wissen, dass Sie schon jetzt ganz viel richtig machen können, während Ihre Geduld noch etwas gefordert ist. Lassen Sie uns dafür einen Blick auf den absolut größten und wichtigsten Bestandteil Ihres Lebens werfen.

Was verbinden Sie mit dem Begriff Alltag? Das langweilige Einerlei zwischen den großen Highlights unseres Lebens? Die erdrückenden Gedanken an wiederkehrende Pflichten und die Einöde einer immer gleichen Routine, aus der Sie am liebsten sofort ausbrechen möchten? Oder gehören Sie zu den glücklichen Menschen, die das Positive darin entdecken können und es voller Dankbarkeit und guter Laune jeden Tag aufs Neue annehmen?

Egal, welche Einstellung Sie zum Alltag entwickelt haben, ob Sie ihn mögen oder nicht: Er macht für viele Menschen den absolut größten Teil Ihres Lebens aus. Und damit birgt er auch die größte Kraft. Die Art wie Sie die unzähligen kleinen Gewohnheiten Ihres Lebens gestalten, entscheidet darüber, ob der Alltag Freund oder Feind Ihrer Gesundheit und hier insbesondere Ihrer Bandscheiben ist.

Wie auch Sie es schaffen können, den Alltag zum größten Freund Ihrer Gesundheit und damit Ihrer Bandscheiben werden zu lassen, möchten wir Ihnen nun zeigen.

Bevor Sie nun denken: »Mein Tag ist doch schon viel zu vollgestopft mit Aufgaben und Pflichten! Wie soll ich da auch noch Zeit für meinen Rücken finden?«, lassen Sie uns einen Blick auf eine erfolgversprechende Veränderungsstrategien werfen.

Sie besteht darin, den Alltag, der ja ohnehin schon aus vielen Routinen besteht, nicht nach Platz für noch mehr Routinen zu durchsuchen. Viel besser ist es, das Potenzial dessen zu nutzen, was schon da ist. Das heißt, wenn es uns gelingt, vorhandene Gewohnheiten so zu ändern, dass sie im weniger guten Fall unserer Gesundheit nicht mehr schaden oder ihr im besten Fall auch noch dienen, entfesseln wir eine riesige Kraft!

Schritt 1: Schauen Sie hin

Nehmen Sie für den ersten Schritt ein Blatt Papier und einen Schreibstift zur Hand. Geben Sie sich 2–3 Minuten Zeit und notieren Sie alle kleinen und großen Alltagsgewohnheiten und Routinen, die Ihnen einfallen. Es reichen Stichwörter wie »Zähneputzen«, »Telefonieren« oder »Abendessen«.

Nachdem Sie Ihre wiederkehrenden Tagesabläufe notiert haben, werfen Sie einen Blick auf den Zettel und markieren Sie die Routinen folgendermaßen: Vergeben Sie ein :) an Gewohnheiten, von denen Sie wissen, dass sie Ihrem Rücken richtig guttun. An denen sollten Sie natürlich nichts ändern!

Wenn Sie jedoch auch ein paar entdeckt haben, die Ihren Rücken stressen, lohnt sich ein genauerer Blick. Vielleicht müssen Sie beruflich viel sitzen und schieben schon seit längerem die Anschaffung eines Stehpults vor sich her? Oder Sie arbeiten daheim im Homeoffice und wollen den Arbeitsplatz rückenfreundlicher gestalten? Es kann auch sein, dass Ihr Rücken rebelliert, wenn Sie in der Küche Gemüse schneiden oder abends in gewohnter Position auf dem Sofa entspannen.

Schritt 2: Nehmen Sie Veränderungen vor.

Überlegen Sie sich, welche der Gewohnheiten Sie sofort verändern können. Vielleicht tauschen Sie mit dem Partner den Platz auf dem Sofa oder gönnen Ihrem Rücken Unterstützung durch ein kleines Kissen? Sie könnten das Gemüse vielleicht an einer anderen Stelle der Küche schneiden oder mit den Oberschenkeln Gewicht an den Unterschrank abgeben. Während eines Telefonats bei der Arbeit könnten Sie aufstehen oder im Sitzen einige sanfte Katze-Kuh-Bewegungen durchführen. Ganz bestimmt werden Sie auf sehr viele Möglichkeiten stoßen. Wenn es Ihnen schwerfällt, fragen Sie Freunde nach Ideen! Bestimmt gibt es auch in Ihrem Bekanntenkreis jemanden, der schon Rückenbeschwerden hatte und tolle Lösungsvorschläge bereithält.

Neben den Routinen, die sich nicht unmittelbar ändern lassen, weil eine Anschaffung oder größere Änderungen nötig sind, notieren Sie bitte ein Datum, zu dem Sie diesen Schritt vollzogen haben möchten. Das ist, als würden Sie mit sich selbst einen Vertrag schließen. Teilen Sie dieses Vorhaben und das geplante Datum gerne anderen mit, um es noch verbindlicher werden zu lassen.

Schritt 3: Belohnen Sie sich!

Routinen funktionieren besonders gut, wenn sie unser Verlangen nach Belohnungen stillen. Überlegen Sie sich, wie oder womit Sie sich belohnen werden, wenn Sie erste Veränderungen erfolgreich umgesetzt haben. Dabei sollten unbedingt auch erste und kleine Schritte mit belohnt werden. Das kräftigt Ihr Durchhaltevermögen auf dem Weg zu mehr Rückengesundheit!

Seien Sie auf eine ganz gesunde Art anders!

Minisamba

» Wenn es im Rücken zwickt, ist niemandem zum Tanzen zumute! Aber dieses kleine Tänzchen kann Sie wieder in Fahrt bringen.

Ausgangsstellung: Sie liegen mit angestellten Beinen auf dem Rücken. Die Übung kann auf einer Trainingsmatte oder dem Bett durchgeführt werden. Bei Bedarf können Sie Ihren Kopf mit einem kleinen Kissen unterlagern.

Vorbereitung: Legen Sie Ihre Hände rechts und links an die Beckenkämme, um die folgenden Bewegungsabläufe besser zu spüren.

Bewegungsausführung: Schieben Sie in ganz kleinen Bewegungen jeweils die eine und danach die andere Beckenseite hinunter zur gleichseitigen Ferse. Führen Sie diese Bewegungen 20–30-mal durch. ❶ Im Anschluss drücken Sie Ihren unteren Rücken in ebenso feinen Bewegungen in Richtung Unterlage und in eine winzige Hohlkreuzposition (Lordose). ❷ Führen Sie auch hier 20–30 Wiederholungen durch. Kombinieren Sie im dritten Schritt die beiden Bewegungen zu einer Drehbewegung des Beckens. Machen Sie 10–15 Wiederholungen in die eine und in die andere Richtung.

Bitte beachten: Arbeiten Sie anfangs immer etwas feiner, als Sie möchten. Hier gilt: Lieber einmal öfter üben, aber dafür feiner!

Variante: Wenn es Ihr Körper gestattet, können Sie diese Übung auch im Vierfüßlerstand durchführen. Dann lässt Sie sich super mit dem »Zeigenden Hund« (S. 68) kombinieren.

Wirkung: Mit kleinen, feinen Schritten befreien Sie sich aus der Schmerzfalle! Angemessene Bewegung ist nachweislich eines der besten Mittel gegen Schmerzen im unteren Rücken.

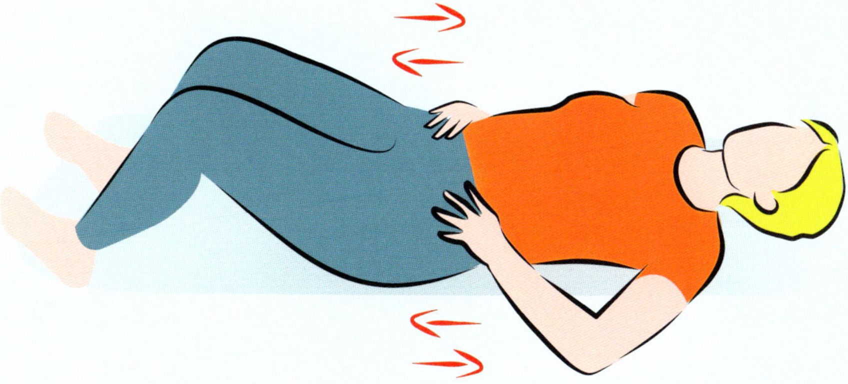

1

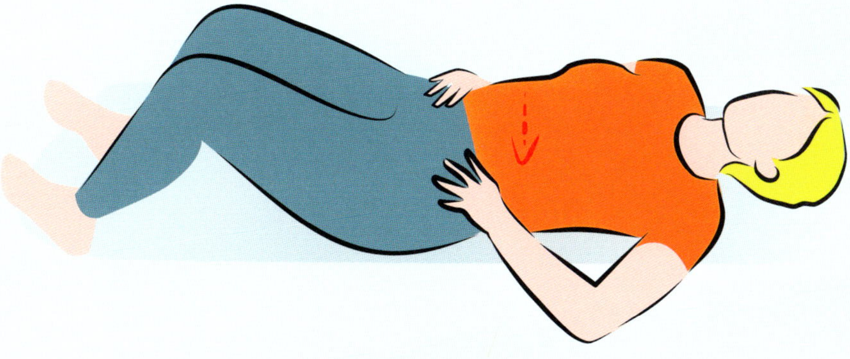

2

Rückenmuschel

» Entlasten Sie den Rücken durch starke Hüften! Stärken Sie das Fundament Ihrer Lendenwirbelsäule und verhindern Sie so Fehlbelastungen in Sport und Alltag!

Ausgangsstellung: Sie befinden sich in der Seitenlage. Ihre Beine liegen angewinkelt aufeinander. Der untenliegende Arm unterlagert den Kopf, mit dem oberen Arm stützen Sie sich vor der Brust auf dem Boden ab. ❶

Vorbereitung: Achten Sie darauf, dass Ihr Becken gerade auf der Seite liegt. Lassen Sie es, auch während der Bewegung, nicht nach hinten oder vorne rollen. Stabilisieren Sie Ihr Körperzentrum, indem Sie Ihren Nabel sanft in den Bauch zurückziehen.

Bewegungsausführung: Heben Sie Ihr oberes Knie und lassen Sie dabei die Füße aufeinander liegen. ❷ Gehen Sie nur so weit, wie es Ihre Hüftbeweglichkeit zulässt. Der Oberkörper bleibt stabil in seiner Ausgangsposition. Am Ende der Bewegung halten Sie eine Sekunde inne. Senken Sie das Bein hinunter zum anderen und beginnen Sie die nächste Wiederholung, ohne das obere Bein abzulegen. Machen Sie 3 Sätze mit je 15 Wiederholungen.

Bitte beachten: Bleiben Sie im unteren Rücken stabil, während Ihr Bein sich bewegt. Wenn sich die Bewegung in der Hüfte nicht ganz flüssig anfühlt, können Sie die Knie etwas dichter an den Körper ziehen oder weiter nach unten schieben. Üben Sie in der Position, die sich am besten anfühlt.

Variante: Sie können den Schwierigkeitsgrad steigern, indem Sie ein Resistenzband um die Knie schlingen. Wählen Sie den Widerstand so, dass die Übung zum Ende hin anstrengend wird, aber immer noch sauber ausgeführt werden kann

Wirkung: Sie kräftigen die Außenrotatoren Ihrer Hüften und die Gesäßmuskeln. Das entlastet die Lendenwirbelsäule und reguliert Spannungen in der großen Rückenfaszie.

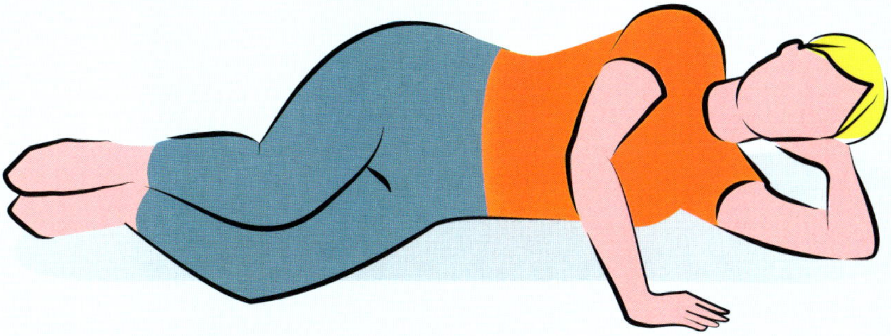

1

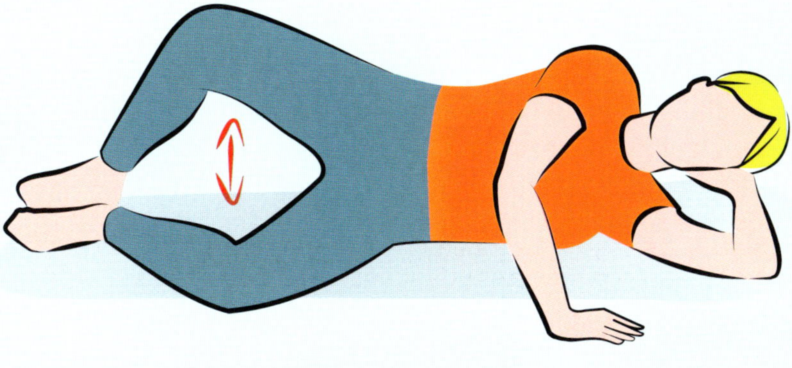

2

Schulterbrücke

» Verleihen Sie Ihrem unteren Rücken wieder neue Kraft und entspannen Sie vom Sitzen geplagte Hüftbeuger. Die gute Dosierbarkeit der Übung macht sie zu einer guten Begleiterin zurück in die Rückengesundheit.

Ausgangsstellung: Sie befinden sich in der Rückenlage. Die Oberarme liegen auf der Unterlage. Ihre Ellenbogen sind um 90° gebeugt und Ihre Fingerspitzen zeigen zur Decke. Das Kinn ist sanft eingezogen. Ihre Beine sind mit aufgestellten Füßen angewinkelt.

Vorbereitung: Geben Sie mit den Oberarmen leichten Druck in die Unterlage und ziehen Sie die Schultern tief. Ziehen Sie Ihre Fußspitzen aufwärts, sodass nur noch die Fersen im Bodenkontakt haben. ❶

Bewegungsausführung: Heben Sie Ihr Becken langsam an und lassen Sie den Oberkörper Wirbel für Wirbel hochkommen. Streben Sie mit den Oberschenkeln und dem Oberkörper eine gerade Linie an. ❷ Respektieren Sie dabei unbedingt Grenzen, die sich durch Spannungen in Muskeln und Faszien äußern. Ziehen Sie den Bauchnabel in den Körper zurück, während Sie die obere Position für eine Sekunde halten. Senken Sie Ihr Becken wieder. Nach kurzem Bodenkontakt starten Sie zur nächsten Bewegung. Üben Sie 3-mal 15 Wiederholungen.

Bitte beachten: Auch hier gilt: Immer mit kleinen Bewegungen starten und langsam steigern. Bitte achten Sie bei zunehmender Bewegungsfreude und Routine auf eine saubere Ausführung.

Variante: Die Übung kann gesteigert werden, indem Sie einbeinig trainieren. Dabei ein Bein anheben und in Hüfte und Knie um 90° beugen. Alternativ können Sie die Füße auf eine Faszienrolle stellen, um Ihre Koordination zu verbessern.

Wirkung: Gesäß und unterer Rücken werden gekräftigt, während die Hüftbeuger wieder lernen, sich zu entspannen.

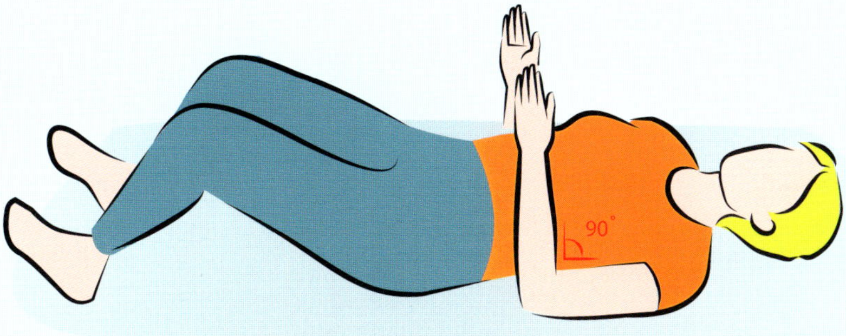

1

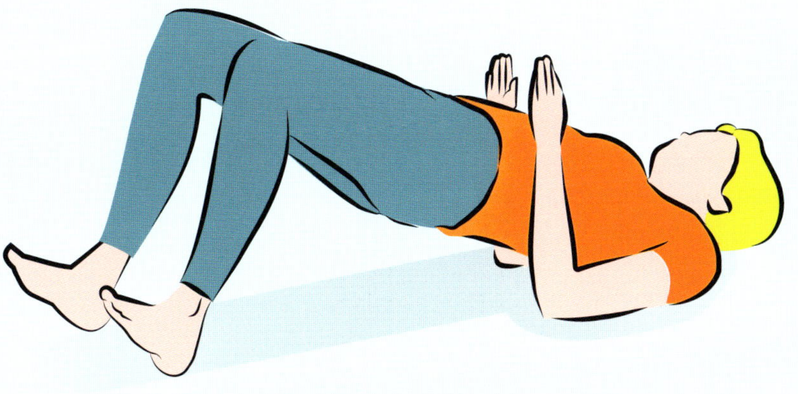

2

Flotte Ferse

» Lassen Sie Ihre Füße gleiten und bringen Sie Ihren Ischias wieder in Schwung. Ganz nebenbei werden Knie und Hüften auch noch mobilisiert.

Ausgangsstellung: Sie sitzen aufrecht angelehnt an einer Wand oder Tür. Ihre Beine sind leicht angewinkelt. Der Nacken ist lang und die Hände liegen neben dem Körper auf dem Boden. 1

Vorbereitung: Diese Übung funktioniert am besten auf glattem Boden und wenn Sie Strümpfe tragen. Positionieren Sie sich so, dass der untere Rücken ganz an der Wand anliegt. Halten Sie diesen Kontakt für die gesamte Übungsdauer. Ziehen Sie Ihre Fußspitzen hoch.

Bewegungsausführung: Schieben Sie einen Fuß langsam nach vorne. Spüren Sie, wie weit sich das Bein strecken lässt, bis ein wohliges Dehnungsgefühl auf der Beinrückseite entsteht. Ziehen Sie den Fuß langsam zurück, während sich das andere Bein langsam streckt. 2

Machen Sie 20–30 Wiederholungen. Diese Übung kann täglich durchgeführt werden.

Bitte beachten: Üben Sie langsam und registrieren Sie aufmerksam Ihre persönlichen Bewegungsgrenzen. Die Übung soll sich zu jeder Zeit gut anfühlen.

Variante: Belassen Sie ein Bein in der angenehmen Streckung. Ziehen Sie das Kinn ein und strecken Sie Ihren Nacken. Wechseln Sie danach das Bein und machen Sie auf jeder Seite 15 Wiederholungen.

Wirkung: Sie mobilisieren Ihren Ischiasnerv in seiner Hülle. Das kann gegen lästiges Kribbeln im Bein helfen. Zusätzlich werden die hinteren Muskelketten Ihrer Beine geschmeidiger. Das entlastet in vielen Alltagssituationen den Rücken.

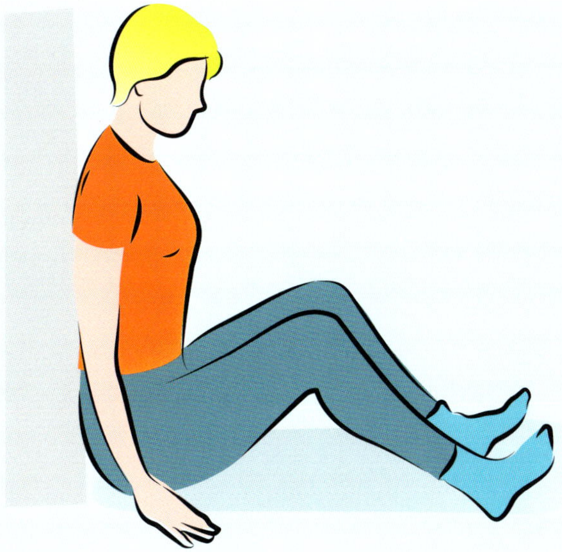

1

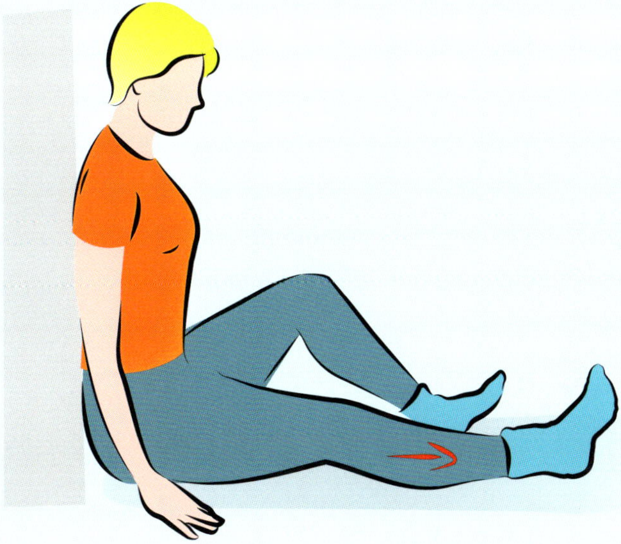

2

Katze-Kuh

» Diese Übung ist ein absoluter Klassiker des Rückentrainings! Genießen Sie die entlastende Wirkung feiner Bewegungen in angenehmer Position.

Ausgangsstellung: Begeben Sie sich in den Vierfüßlerstand. Die Handgelenke befinden sich unter den Schultern, Ihre Knie unter den Hüften. Die Zehen sind aufgestellt. Der Nacken ist lang und die Wirbelsäule befindet sich in ihren natürlichen Krümmungen. 1

Vorbereitung: Achten Sie auf einen aktiven Stütz im Schultergürtel! Die Schulterblätter tief halten und dicht an den Körper ziehen. Wenn Sie sich nicht gut auf die geöffneten Hände stützen können, helfen zwei aufgerollte Handtücher oder kleine Liegestützbarren. Alternativ können Sie versuchen, sich auf die Fäuste zu stützen.

Bewegungsausführung: Während Sie ruhig ausatmen, runden Sie sanft Ihren Rücken. Der Bauch zieht sich in den Körper zurück. Der Kopf senkt sich, bis Sie auf Ihre Knie schauen. Von der Seite sehen Sie nun aus wie eine erschrockene Katze. 2

Mit der Einatmung lassen Sie den Bauch sinken und strecken den Oberkörper. Der Kopf geht in den Nacken. Ihr Blick richtet sich nach vorne. Machen Sie 3-mal 30 Wiederholungen.

Bitte beachten: Beginnen Sie mit sehr kleinen Bewegungen und überschreiten Sie nicht die Grenzen Ihrer Beweglichkeit! Respektieren Sie diese Grenzen und steigern Sie sich ganz langsam.

Variante: Extrakick für den Beckenboden: Aktivieren Sie Ihren Beckenboden (d.h. Beckenbodenmuskeln anspannen, als wollten Sie den Urinstrahl stoppen), während Sie in die Katzenposition gehen, und lösen Sie ihn in die »Kuhbewegung« hinein.

Wirkung: Diese Übung entlastet wunderbar die Bandscheiben und den ganzen Rücken. Sie aktiviert sanft die Bauch- und Rückenmuskeln und trainiert die Stützkraft Ihrer Schultern.

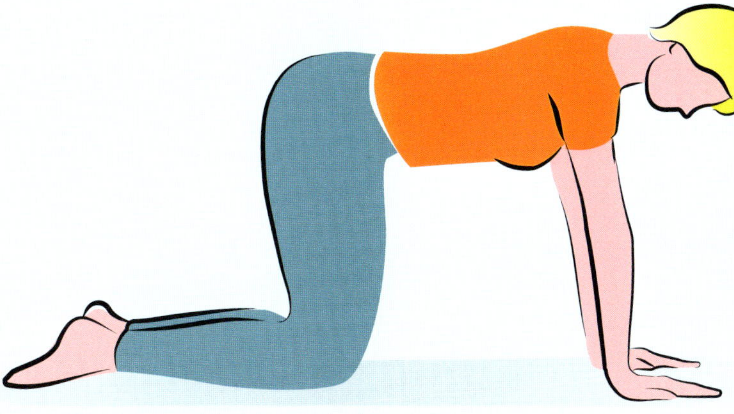

1

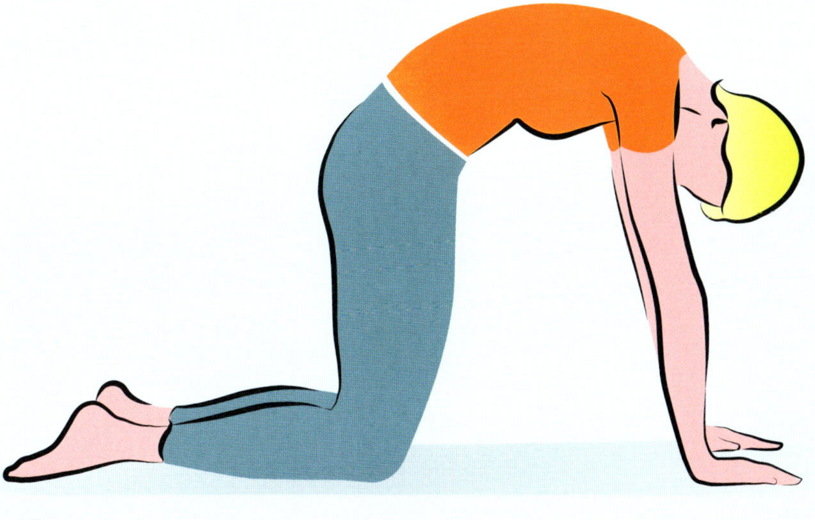

2

Der zeigende Hund

» Dieser Hund zeigt Ihnen den Weg zu einem starken und gesunden Rücken. Folgen Sie seiner Fährte und freuen Sie sich auf eine tolle Übung.

Ausgangsstellung: Die Übung beginnt im Vierfüßlerstand. ❶ Die Hände befinden sich unter den Schultern, Ihre Knie stehen unter den Hüften und sind um 90° gebeugt. Ihre Wirbelsäule verharrt in ihren natürlichen Krümmungen. Der Nacken ist lang und die Schultern sind tief.

Vorbereitung: Drücken Sie mit Ihren Händen ganz bewusst in den Boden und ziehen Sie die Schulterblätter aktiv in Richtung Gesäß. Das verleiht Ihrem Schultergürtel die nötige Stabilität! Ziehen Sie den Nabel in den Körper zurück, ohne Ihren natürlichen Atemfluss zu stören.

Bewegungsausführung: Heben Sie den rechten Arm und das linke Bein in die volle Streckung, bis beide in Verlängerung des Körpers stehen. ❷ Gehen Sie nicht ins Hohlkreuz. Halten Sie die Position für eine Sekunde. Beugen Sie dann Arm und Bein so an, dass sich Ellenbogen und Knie unter Ihrem Körper treffen. ❸ Starten Sie danach wieder in die Streckung. Machen Sie 12 Wiederholungen und wechseln Sie danach die Seite. Führen Sie auf jeder Seite zwei Sätze durch.

Bitte beachten: Wenn Sie in die »Zeigeposition« gehen, müssen Sie Ihr Gleichgewicht halten. Trotz dieser Herausforderung ist es wichtig, die Schulter des stützenden Armes stabil zu halten und nicht ins Hohlkreuz zu gehen.

Variante: »Table-Dog«: Ist die Vierfüßlervariante zu anstrengend oder aufgrund von Knieproblemen unangenehm, können Sie sich auch auf einem Tisch abstützen und diese Übung in abgeschwächter Form ausführen. ❹

Wirkung: Dieser Hund spendet Kraft »vom Hacken bis zum Nacken«! Die gesamten hinteren Muskelketten werden gestärkt. Zeitgleich trainieren Sie die Stützkraft Ihres Schultergürtels und Ihren Gleichgewichtssinn.

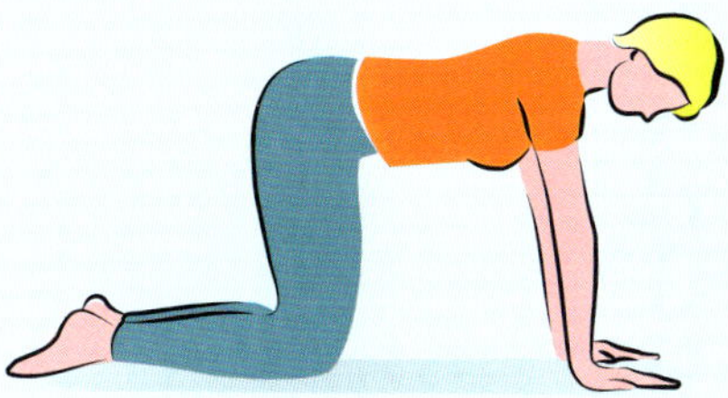

1

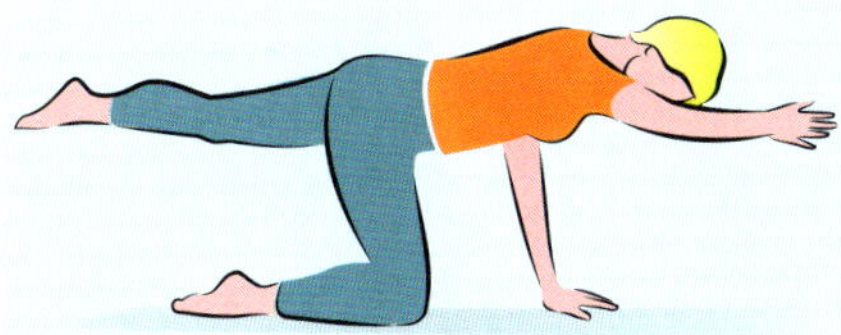

2

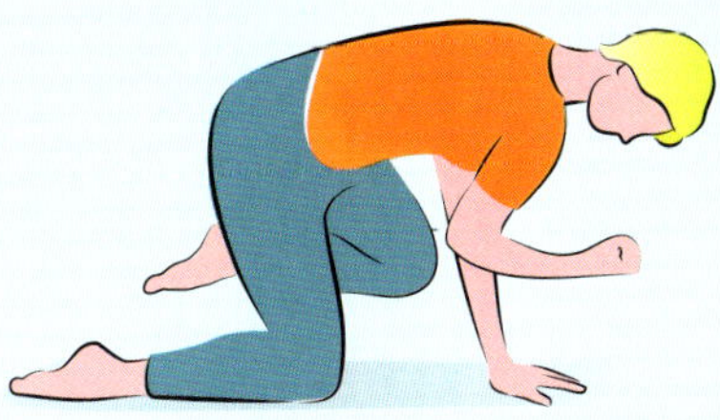

3

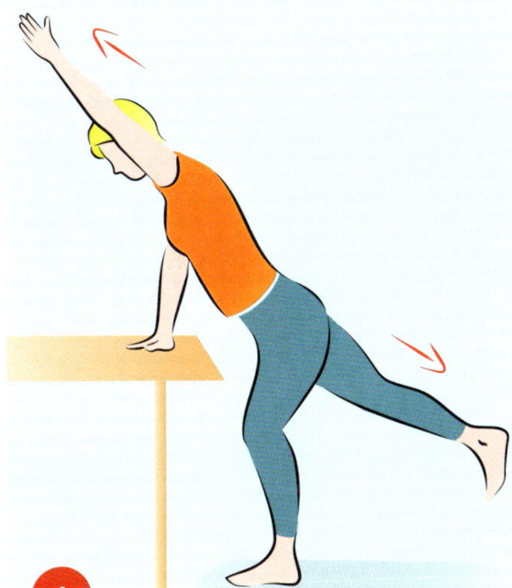

4

Kleine Kobra – Kurze Planke

» Verwandeln Sie sich von einer kleinen Kobra in eine Planke und genießen Sie die Kombination aus besserer Beweglichkeit und Stabilität.

Ausgangsstellung: Sie befinden sich in Bauchlage auf einer Trainingsmatte. Ihre Stirn ruht auf den aufeinanderliegenden Händen.

Vorbereitung: Stellen Sie Ihre Fußspitzen auf, heben Sie den Oberkörper an und begeben Sie sich in die kleine Kobraposition. Dabei befinden sich Ihre Ellenbogen unter den Schultern. Der Oberkörper geht in die Streckung. ❶

Bewegungsausführung: Heben Sie Ihr Becken an, während Ihre Knie Bodenkontakt halten. Aktivieren Sie die Muskeln in Ihrem Schultergürtel und drücken Sie die Arme in den Boden. ❷ Halten Sie die kurze Planke für drei Sekunden und atmen Sie gleichmäßig weiter. Senken Sie das Becken wieder zum Boden und verharren Sie für drei Sekunden in der kleinen Kobraposition. Machen Sie 3 × 15 Wiederholungen.

Bitte beachten: Entwickeln Sie ein Gespür dafür, wie weit Sie sich in der Kobraposition aufrichten können. Bleiben Sie anfangs etwas tiefer mit dem Oberkörper.

Hinweis: Vor und nach dieser Übung ist es sinnvoll, die Wirbelsäule mit »Katze-Kuh-Bewegungen« (S. 66) aufzuwärmen und zu entspannen.

Wirkung: Sie mobilisieren Ihre Lendenwirbelsäule in die Streckung und stärken Ihren Rumpf. Das entlastet Ihre Bandscheiben und spendet Stabilität in Alltag und Training.

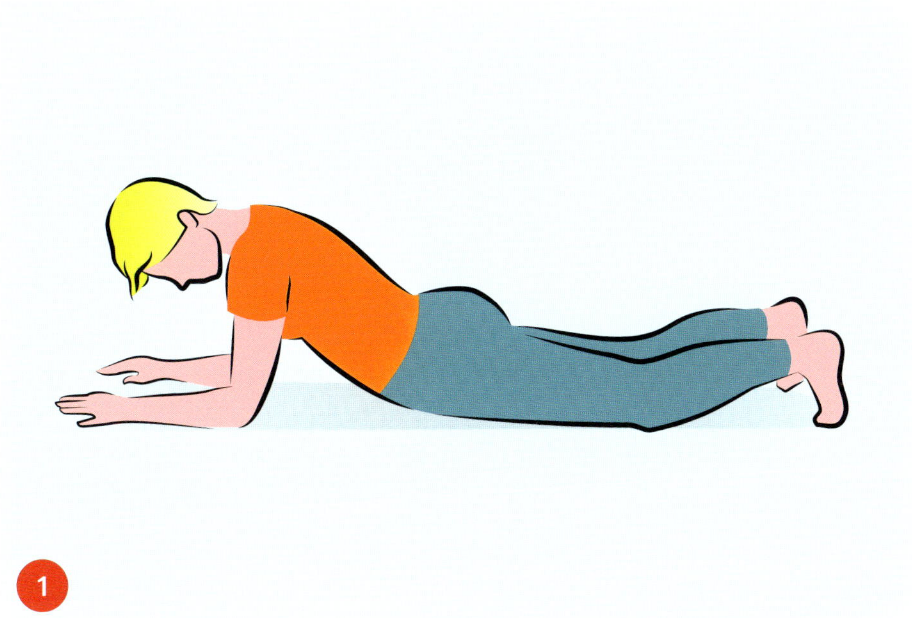

1

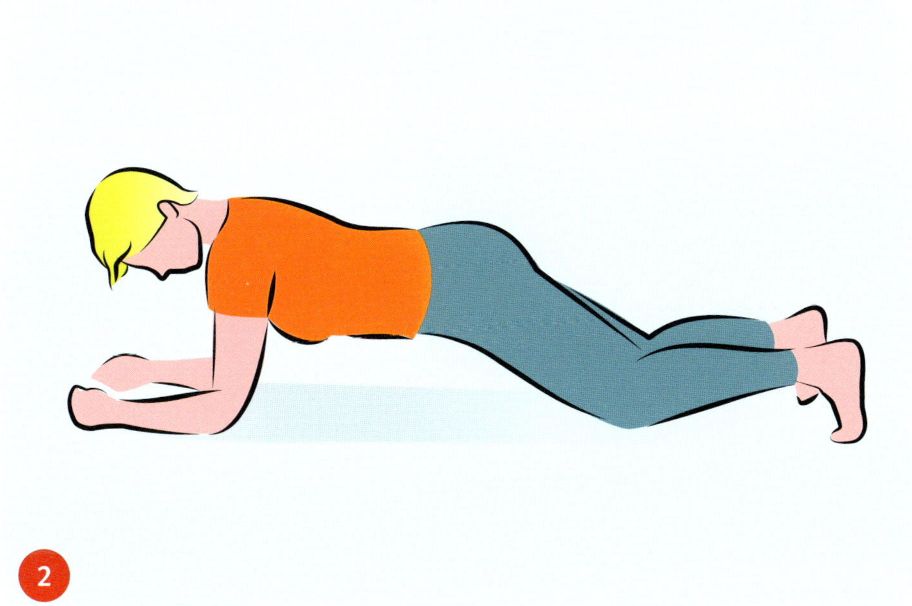

2

Fallschirmflug

» Um Ihren Rücken in ungeahnte Höhen zu bringen, müssen Sie nicht in den Flieger steigen! Auch auf der Trainingsmatte können Sie Ihre Muskeln in den Himmel heben.

Ausgangsstellung: Sie liegen in Bauchlage auf einer Trainingsmatte. Ihre aufeinanderliegenden Hände unterlagern Ihre Stirn. Die Fußspitzen sind aufgestellt. ❶

Vorbereitung: Spüren Sie nach, ob die Position für Sie angenehm ist. Bei Bedarf legen Sie sich ein Kissen unter das Becken. Ziehen Sie Ihr Kinn ein, um den Nacken lang werden zu lassen.

Bewegungsausführung: Führen Sie Ihre Arme gestreckt neben den Körper zur Seite und heben Sie dabei Kopf und oberen Rücken an. Die Handflächen zeigen ohne Bodenkontakt nach unten. Ziehen Sie Ihre Schultern ganz bewusst tief in Richtung Gesäß. ❷ Halten Sie die Position für eine Sekunde. Senken Sie dann den Oberkörper wieder ab, bis die Nasenspitze fast den Boden berührt (der Nacken bleibt lang!). Machen Sie 3-mal 10 Wiederholungen.

Bitte beachten: Behalten Sie im Blick, wie sich der untere Rücken während und nach der Übung anfühlt. Er sollte nicht schmerzen. Nutzen Sie ggf. die Unterlagerung des Beckens, um sich die Übung am Anfang etwas angenehmer zu gestalten.

Hinweis: Entspannen Sie nach dieser Übung die Wirbelsäule mit der »Katze-Kuh-Übung« (S. 66).

Wirkung: Starke Rückenstrecker und eine aufrechte Haltung sind der Lohn für diese kleine Flugstunde.

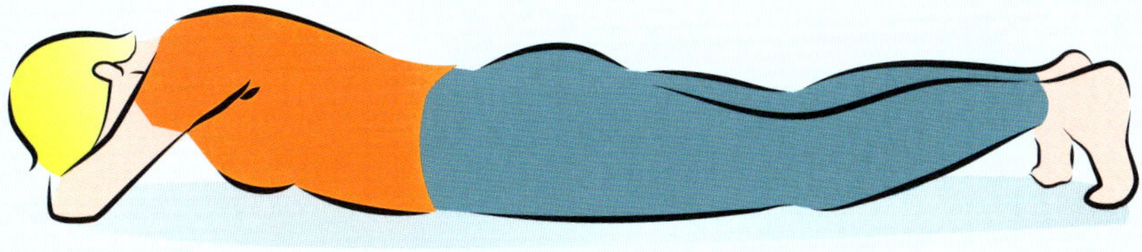

1

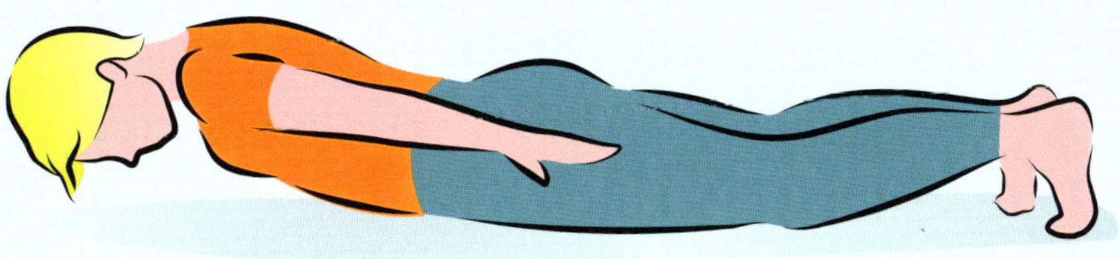

2

Kleiner Käfer

» Werden Sie zum kleinen Krabbeltier und steigern Sie Ihre Rumpfspannung zum nächsten Level! Ihr Rücken wird sich für den Einsatz bedanken.

Ausgangsstellung: Legen Sie sich auf den Rücken. Üben Sie auf einem festen Untergrund, damit Ihr Rücken die nötige Stabilität findet.

Vorbereitung: Unterlagern Sie Ihren Kopf bei Bedarf mit einem kleinen Kissen. Legen Sie Ihre Arme gestreckt neben den Oberkörper. Die Handflächen zeigen nach unten und Ihre Schultern sind tief. Ziehen Sie den Bauchnabel sanft zurück, um die Körpermitte zu stabilisieren. Ihre Lendenwirbelsäule geht in Kontakt mit dem Boden. Winkeln Sie beide Beine in Hüfte und Knie um 90° an. Ziehen Sie die Fußspitzen aufwärts. ❶

Bewegungsausführung: Führen Sie ein Bein langsam nach vorne. Dabei geht die Ferse vor. Gehen Sie so weit, dass in Hüfte und Knie immer noch eine kleine Beugestellung bleibt. ❷ Halten Sie mit der Lendenwirbelsäule den Bodenkontakt aufrecht. Dabei bitte weiter atmen! Ziehen Sie das Bein zurück und wiederholen Sie die Bewegung mit dem anderen Bein. Machen Sie 3-mal 14 Wiederholungen.

Bitte beachten: Hier kommt es darauf an, dass Sie lernen, Ihre Wirbelsäule stabil zu halten, während Ihre Beine in die Aktivität gehen. Halten Sie permanent mit dem unteren Rücken Kontakt mit der Unterlage! Droht der Kontakt verloren zu gehen, verkleinern Sie den Bewegungsweg der Beine.

Hinweis: Ganz wichtig: Immer schön weiter atmen.

Wirkung: Sie lernen, Ihren unteren Rücken zu stabilisieren, während sich ein angrenzender Körperabschnitt (die Beine) bewegt. Das schützt die Wirbelsäule bei den Alltagsbelastungen.

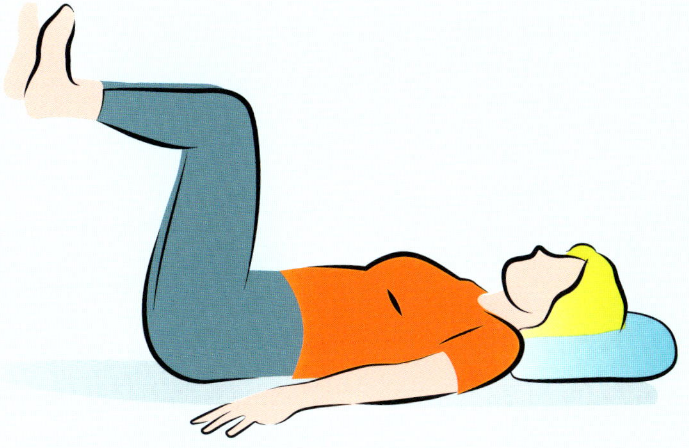

1

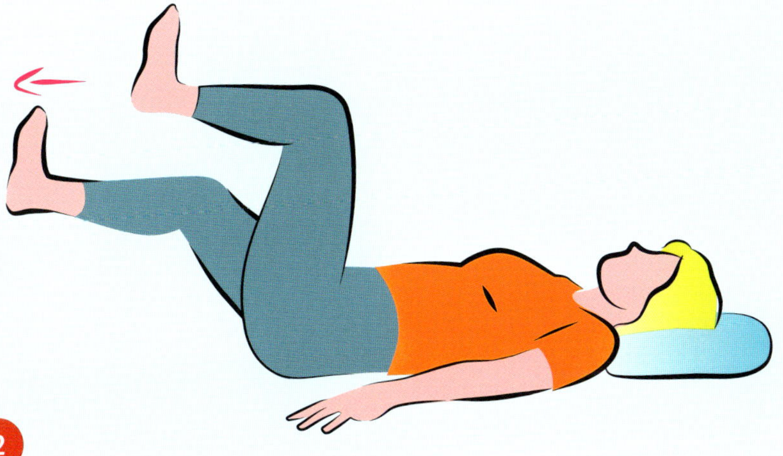

2

Piriformisstretch

» Wenn die tiefliegende Gesäßmuskulatur sich verspannt, reagiert der Ischias schon mal genervt. Entlasten Sie ihn mit dieser schönen Alltagsübung!

Ausgangsstellung: Sie sitzen auf der Vorderkante eines stabilen Stuhls. Die Füße stehen hüftbreit auseinander unter den Knien.

Vorbereitung: Legen Sie ein Bein angewinkelt auf das andere und strecken Sie den Oberkörper. Legen Sie eine Hand auf das obenliegende Sprunggelenk und die andere auf das Knie. ❶

Bewegungsausführung: Drücken Sie das angewinkelte Knie nach unten und drehen Sie sich mit dem Oberkörper darauf zu. Wenn Sie jetzt schon ein angenehmes Dehnungsgefühl in der tiefen Gesäßmuskulatur verspüren, bleiben Sie für 12 tiefe Atemzüge in dieser Position. Sie können die Dehnung intensivieren, indem Sie den gestreckten Oberkörper zu dem oberen Bein neigen. ❷ Lösen Sie die Position langsam auf und nehmen Sie sich nach der Übung Zeit, den Rücken und die Beine etwas zu lockern.

Bitte beachten: Üben Sie gerne täglich auf beiden Seiten.

Hinweis: Diese Übung lässt sich super in den Büroalltag integrieren!

Wirkung: Sie entspannen die tiefe Gesäßmuskulatur und entlasten den Ischiasnerv.

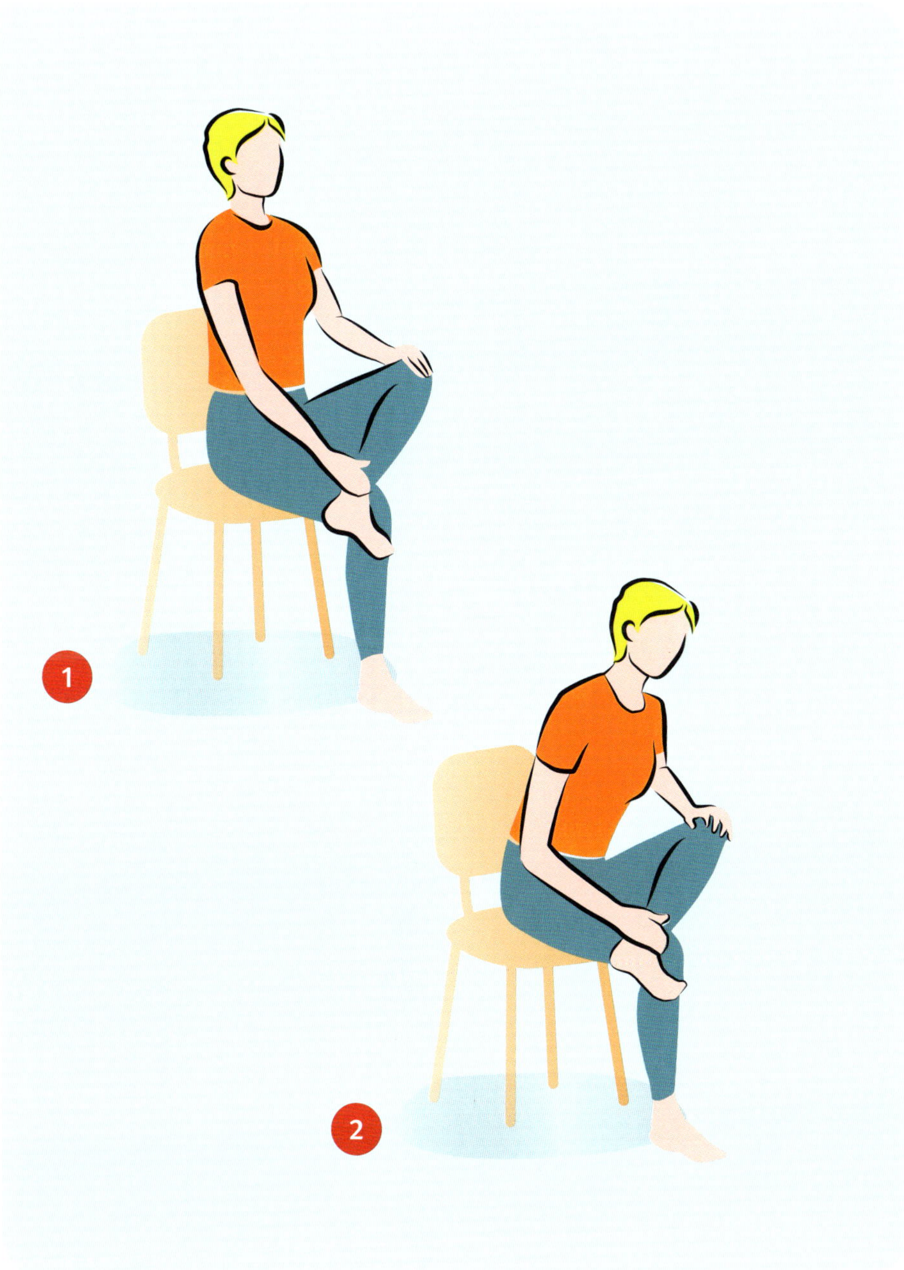
1
2

Seitbrücke

» Spenden Sie Ihrer Lendenwirbelsäule eine Portion Extrakraft. Diese Stabilität ist ganz wichtig, wenn Sie gehen oder laufen.

Ausgangsstellung: Sie liegen auf der Seite und stützen sich auf Ihren Unterarm. Die Oberschenkel und der Rumpf bilden eine gerade Linie. Ihre Knie sind um 90° angewinkelt.

Vorbereitung: Strecken Sie Ihren Nacken und ziehen Sie den Nabel sanft in den Körper zurück. Drücken Sie den stützenden Unterarm tief in den Boden. Strecken Sie den oberen Arm zur Decke. ❶

Bewegungsausführung: Heben Sie Ihr Becken langsam an. ❷ Halten Sie die Position für eine Sekunde und senken Sie es dann wieder. Nachdem Sie den Boden nur leicht berührt haben, geht es wieder hoch. Machen Sie 3-mal 15 Wiederholungen.

Bitte beachten: Bleiben Sie während der Übung mit den Knien, dem Becken und den Schultern in einer Linie.

Variante: Mit zunehmender Kraft können Sie die Übung auch mit gestreckten Beinen durchführen.

Wirkung: Sie kräftigen Ihre seitliche Rumpfmuskulatur. Das gibt der Wirbelsäule viel Halt, insbesondere beim Gehen und Laufen.

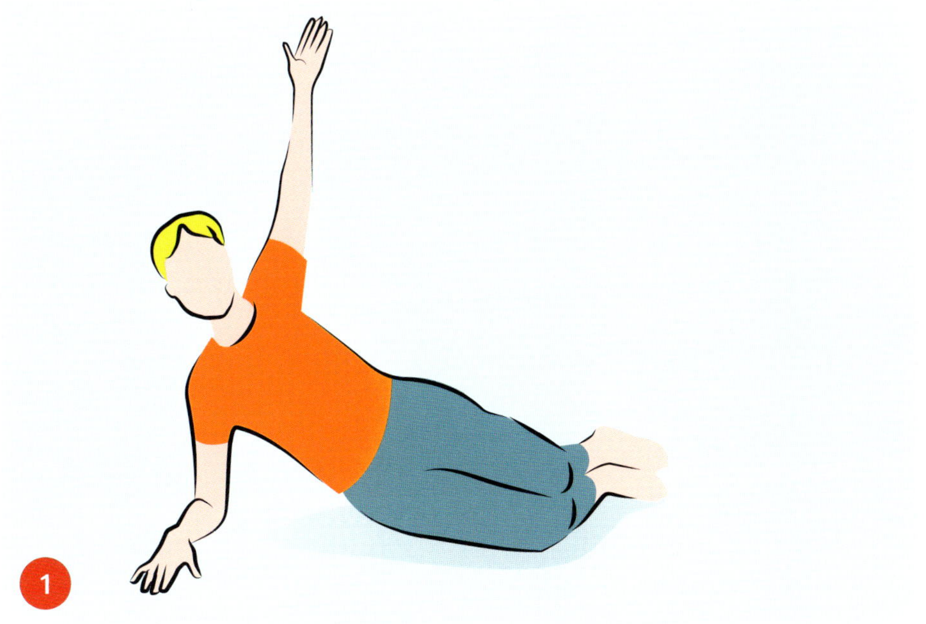

1

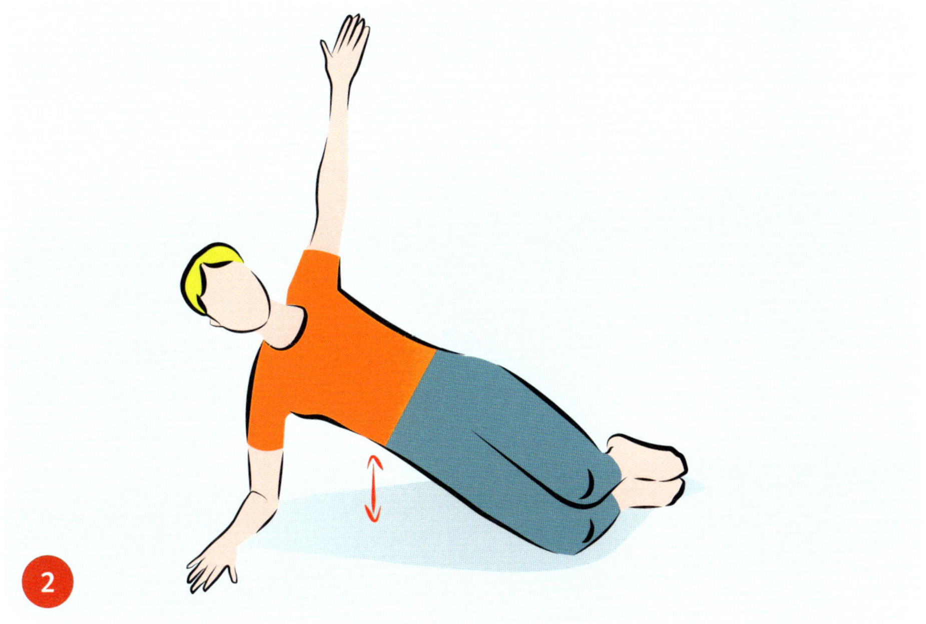

2

Mobilisation des Medianusnervs

» Sanftes Dehnen hilft Ihrem Nerv wieder auf die Sprünge. Lassen Sie den mittleren Armnerv mit dieser Übung wieder gleiten.

Ausgangsstellung: Sie stehen im hüftbreiten Stand oder sitzen auf einem Stuhl. Ihre Arme befinden sich entspannt neben dem Körper.

Vorbereitung: Führen Sie den rechten Arm langsam zur Seite in die Abspreizung (Abduktion) bis auf Schulterhöhe. Drehen Sie die geöffnete Hand so, dass der Daumen nach hinten zeigt. Stoppen Sie, wenn ein sanftes Dehnungsgefühl im Arm einsetzt. (1)

Bewegungsausführung: Lassen Sie den Arm in seiner Position und bringen Sie die weit geöffnete Hand in einer Art Winkelbewegung nach vorn; der Daumen zeigt weiterhin nach hinten. Währenddessen neigen Sie Ihren Kopf langsam zur linken Seite. (2) Atmen Sie in diese Bewegungsrichtung langsam aus. Mit der ruhigen Einatmung führen Sie den Kopf wieder in die Mittelstellung und ziehen die Finger wieder weit nach hinten in die Streckung.

Bitte beachten: Während der gesamten Übungszeit sollte ausschließlich ein angenehmes Dehnungsgefühl in dem Arm auftreten. Vorhandene Symptome dürfen sich unter der Übung nicht verstärken.

Variante/Hinweis: Wenn Sie den Kopf zur linken Seite legen, während Sie die geöffnete Hand nach hinten (Richtung Handrücken) bewegen, wird der Nerv sanft gespannt.

Wirkung: Sie mobilisieren den Medianusnerv Ihres Armes.

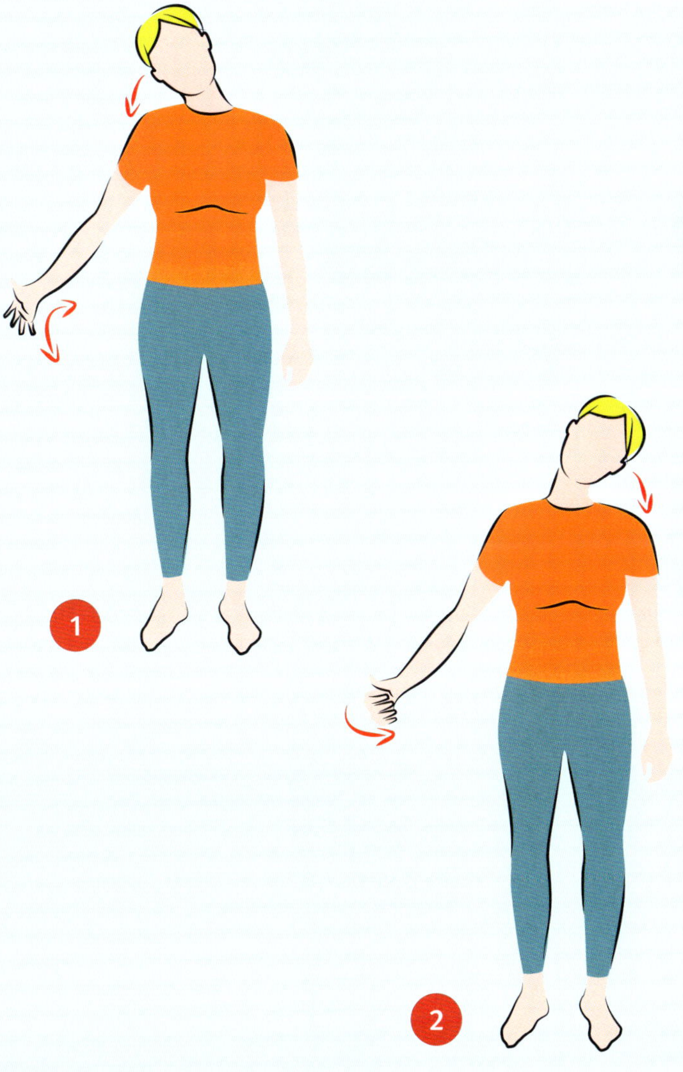
1
2

Mobilisierung des Radialisnervs

» Diese Übung in Ruhe zu erlernen lohnt sich! Bringen Sie neue Energie in Ihren Speichen-Nerv.

Ausgangsstellung: Diese Übung kann im hüftbreiten Stand oder im Sitzen durchgeführt werden.

Vorbereitung: Strecken Sie den Oberkörper und ziehen Sie Ihr Kinn sanft zurück, dabei lassen Sie den Nacken lang werden – nicht einrollen! Strecken Sie den rechten Arm neben dem Körper aus und drehen Sie ihn einwärts. Bringen Sie die Schultern nach unten und spreizen Sie den Arm langsam zur Seite, bis Sie ein sanftes Dehnungsgefühl verspüren. ❶

Bewegungsausführung: Beugen Sie das rechte Handgelenk, so dass die Finger nach hinten zeigen. Das Dehnungsgefühl darf sanft zunehmen. Führen Sie gleichzeitig den Kopf zur rechten Schulter. ❷ Während dieser Bewegung atmen Sie ein. Mit der Ausatmung entspannen Sie die Hand und bringen den Kopf zurück in die Mittelstellung. Machen Sie die Bewegung 10-mal auf jeder Seite.

Bitte beachten: Während der gesamten Übungszeit sollte ausschließlich ein angenehmes Dehnungsgefühl in dem Arm auftreten. Vorhandene Symptome dürfen sich unter der Übung nicht verstärken.

Variante: Wenn Sie den Kopf auf die linke Seite legen, während die Hand in die Beugestellung geht, wird der Nerv gespannt.

Wirkung: Sie mobilisieren den Radialisnerv Ihres Armes.

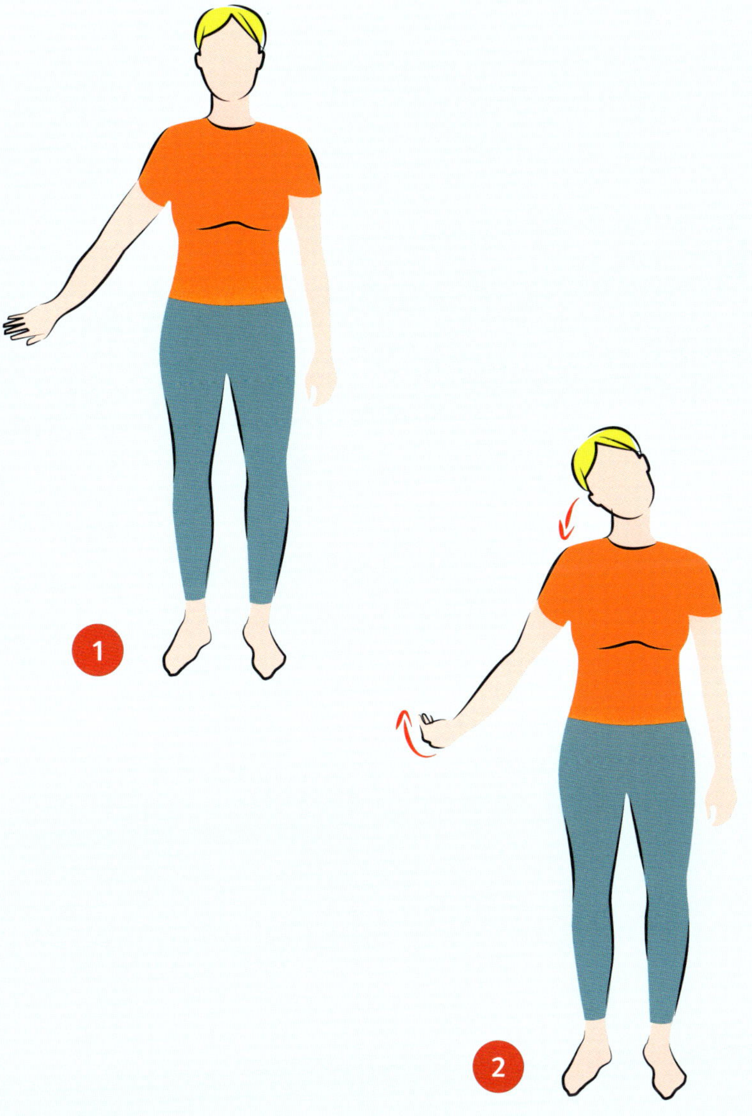
1
2

Mobilisierung des Ulnarisnervs

» Einfache Bewegungen des Armes befreien Ihren Ellen-Nerv. Spüren Sie die angenehme Wirkung feiner Nervenmobilisationen.

Ausgangsstellung: Üben Sie im hüftbreiten Stand oder im Sitzen.

Vorbereitung: Richten Sie Ihren Oberkörper auf und ziehen Sie Ihr Kinn sanft zurück, dabei lassen Sie den Nacken lang werden – nicht einrollen! Lassen Sie die Arme entspannt neben dem Körper hängen.

Bewegungsausführung: Bringen Sie Ihren rechten Arm in eine Position, als wollten Sie ein Tablett tragen. Drehen Sie den Daumen der rechten Hand so weit wie möglich nach vorne. ❶ Führen Sie den Ellenbogen etwas weiter in die Abspreizung und halten Sie dabei die Schulter tief. Ziehen Sie nun die Finger etwas weiter in die Streckung und führen Sie währenddessen den Kopf zur rechten Schulter. Atmen Sie in diese Bewegungsrichtung ein. Mit der Ausatmung entspannen Sie die Hand und gehen mit dem Kopf wieder in die Mittelstellung. Wiederholen Sie die Bewegung 10-mal auf der Seite, auf der Sie Irritationen verspüren.

Bitte beachten: Die Übung sollte sich jederzeit gut anfühlen.

Variante: Führen Sie den Kopf zur linken Seite, während die Finger sich strecken, um den Nerv sanft zu dehnen.

Wirkung: Der Ulnarisnerv wird in seinem Verlauf mobilisiert. Das kann dazu beitragen, dass Irritationen nachlassen.

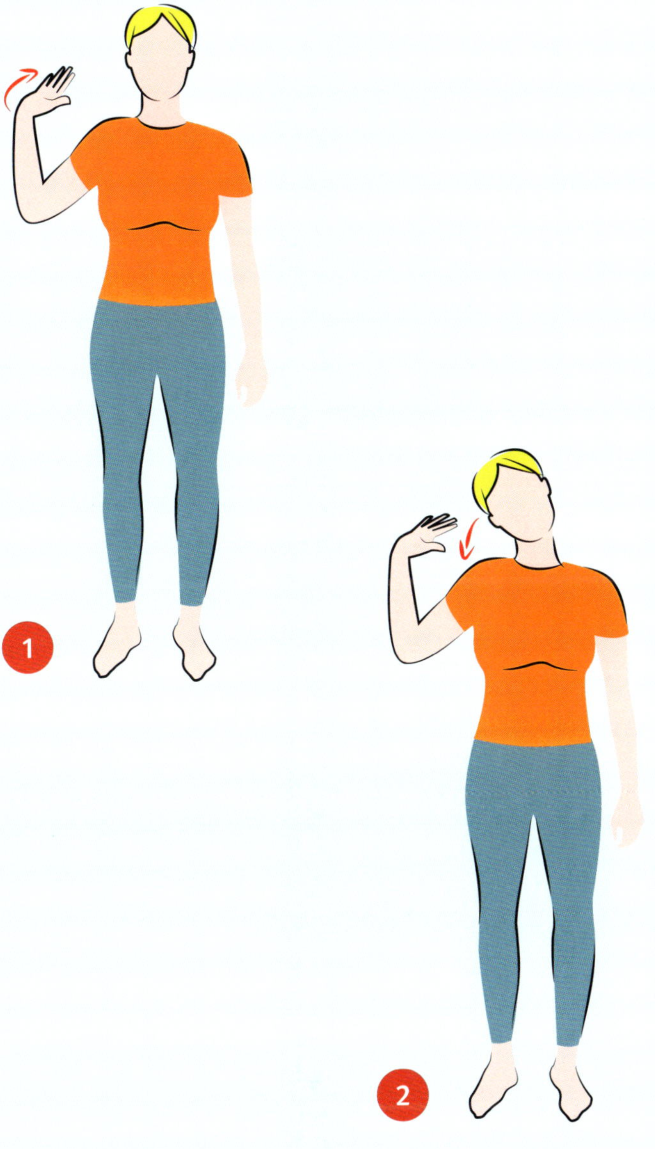
1
2

Stirn-Lift

›› Diese Übung ist ein Feintuning für Ihre Halswirbelsäule! Mit einer winzigen Bewegung trainieren Sie einen Muskel mit großer Wirkung.

Ausgangsstellung: Sie liegen mit angewinkelten Beinen auf dem Rücken. Diese Übung kann auch auf dem Bett durchgeführt werden. Legen Sie dafür das Kopfkissen beiseite.

Vorbereitung: Ziehen Sie Ihr Kinn ein und lassen Sie so den Nacken möglichst lang werden. Bringen Sie Ihren Schultergürtel tief und lassen Sie Ihre Fersen deutlichen Kontakt mit der Unterlage aufnehmen. ❶

Bewegungsausführung: Heben Sie den Kopf minimal an. Wenn Sie auf festem Grund trainieren, sollte der Hinterkopf sich höchsten 1 cm über dem Boden befinden. Findet Ihre Trainingseinheit im Bett statt, reicht es, wenn Ihr Kopf minimal von der Mattratze gelöst wird. ❷ In der gehobenen Position bleiben Sie für höchstens drei Sekunden und senken den Kopf wieder. Bei dieser Übung dürfen Sie ihn ablegen und nach drei Sekunden Pause starten Sie in die nächste Bewegung. Machen Sie zu Beginn 3-mal 6 Wiederholungen.

Bitte beachten: Das Kinn sollte während der gesamten Übungsdauer eingezogen bleiben. Beenden Sie die Übung, wenn die Muskulatur anfängt zu zittern oder Sie in eine Ausweichbewegung geraten.

Hinweis: Gehen Sie immer etwas weniger weit in die Bewegung, als Sie eigentlich wollen.

Wirkung: Sie trainieren einen Muskel, der unmittelbar vor der Halswirbelsäule liegt. Er stabilisiert die Wirbel und entlastet den Nacken.

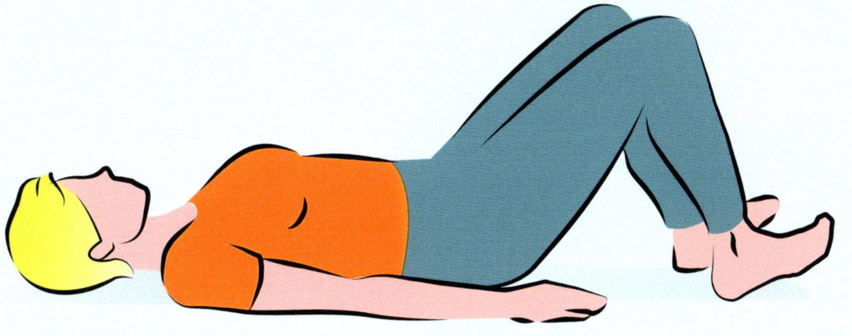

1

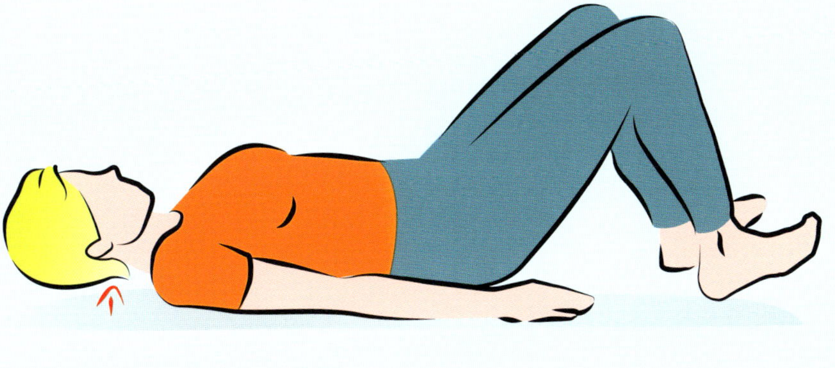

2

Trio-Lift

» Mit dieser Übung stärken Sie Ihre Hals-Nacken-Muskulatur und verbessern die Beweglichkeit der Halswirbelsäule.

Ausgangsstellung: Die Übung erfolgt in Bauchlage. Trainieren Sie auf einem festen Untergrund mit einer Trainingsmatte.

Vorbereitung: Begeben Sie sich in die Bauchlage und legen Sie Ihre Hände übereinander, sodass Ihre Stirn darauf ruhen kann. Ziehen Sie Ihr Kinn leicht ein. ❶

Bewegungsausführung: Heben Sie den Kopf leicht an und lassen Sie dabei den Nacken lang. ❷ Halten Sie die Position für eine Sekunde und senken Sie die Stirn wieder zu den Händen. Berühren Sie die Hände nur ganz kurz. Heben Sie den Kopf wieder an und drehen Sie ihn dabei leicht nach rechts. ❸ Nach einer Sekunde Haltedauer senken Sie ihn wieder in die Mittelstellung und tippen mit der Stirn wieder ganz leicht an die Hände. Danach wird der Kopf wieder gehoben und dabei minimal nach links gedreht. ❹ Wiederholen Sie diese drei Hebebewegungen 4-mal und machen Sie insgesamt 3 Durchgänge.

Bitte beachten: Machen Sie kleine und kontrollierte Bewegungen.

Hinweis: Machen Sie die Bewegungen immer etwas kleiner, als Sie wollen. Mit zunehmender Trainingserfahrung können Sie die Haltedauer etwas steigern.

Wirkung: Sie trainieren die Streckung Ihrer Halswirbelsäule.

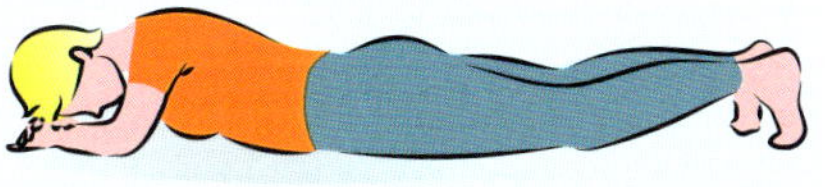

1

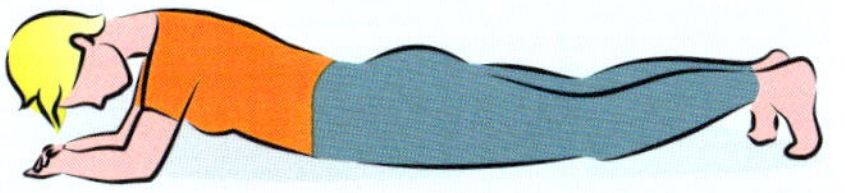

2

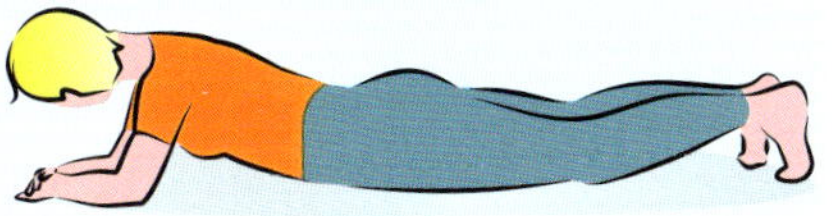

3

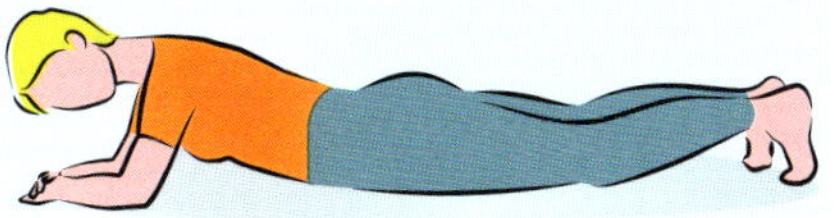

4

Fingertrick für Schulterblick

» Entlasten Sie Ihre Halswirbelsäule und werfen Sie endlich mal wieder einen befreiten Blick über die Schulter.

Ausgangsstellung: Diese Übung funktioniert im Sitz wie im Stand. Wichtig ist, dass Sie Ihren Brustkorb aufrichten und die Schultern locker fallen lassen.

Vorbereitung: Legen Sie eine Hand mit der Zeigefingerkante an die gegenüberliegende Halsseite. Nehmen Sie einen guten, aber angenehmen Kontakt mit dem unteren Teil der seitlichen Halsmuskeln (Mm. scaleni) auf. Der Daumen ist abgespreizt. Ziehen Sie Ihr Kinn sanft ein. ❶

Bewegungsausführung: Bewegen Sie Ihren angewinkelten Arm – minimal – nach unten und außen. Das verstärkt den Kontakt der Zeigefingerkante mit der Halsmuskulatur. Drehen Sie den Kopf ganz sanft über die Hand. Das Kinn bleibt eingezogen. ❷ Spüren und respektieren Sie unbedingt Bewegungs- und Spannungsgrenzen Ihres Körpers! Verringern Sie den Kontakt zwischen Finger und Hals, während der Kopf in die Mittelstellung zurückgeht. Üben Sie 3 × 15 Wiederholungen zu jeder Seite.

Bitte beachten: Die Halsregion ist sehr sensibel! Konzentrieren Sie sich gut bei dieser Übung und nehmen Sie sich viel Zeit für die Wahrnehmung.

Hinweis: Damit Ihnen die wichtige Aufrichtung der Brustwirbelsäule in dieser Übung schön leichtfällt, können Sie regelmäßig das »Bewegliche Zentrum« auf S. 94 üben.

Wirkung: Ihre seitlichen Halsmuskeln werden entspannt. Das entlastet die Bandscheiben und den Nacken. Sie können wieder ganz befreit über die Schulter blicken.

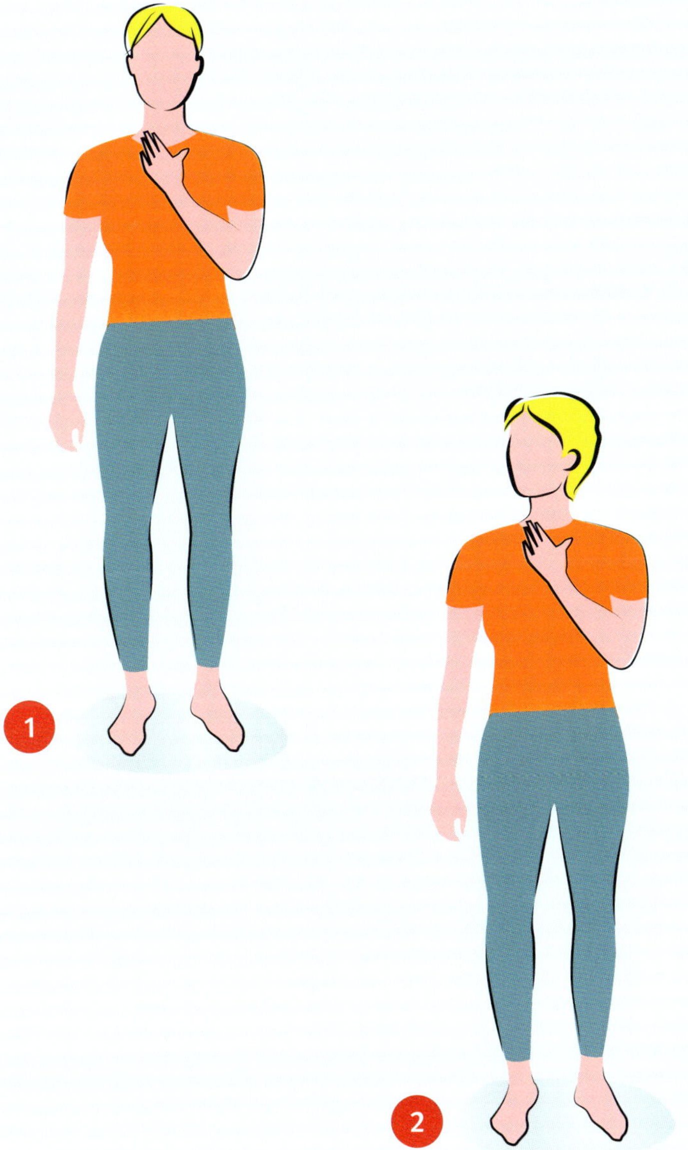
1
2

Gestrecktes Dreieck

Strecken Sie Ihre Wirbelsäule und mobilisieren Sie Ihre Schultern. Dieses Dreieck verleiht Kraft und verbessert Ihre Haltung.

Ausgangsstellung: Sie sitzen auf einem Stuhl. Ihre Knie stehen mehr als hüftbreit auseinander. Die Füße befinden sich unter den Knien.

Vorbereitung: Richten Sie Ihren Brustkorb auf und ziehen Sie Ihr Kinn leicht zurück. Führen Sie einen Arm hinter den Körper und berühren Sie mit dem Handrücken die gegenüberliegende Taille. Legen Sie die Hand des anderen Armes an Ihren Hinterkopf.

Bewegungsausführung: Ziehen Sie beide Schultern tief und lassen Sie den Nacken schön lang werden. Bringen Sie die Ellenbogen etwas weiter nach hinten. Geben Sie sanften Druck mit dem Hinterkopf in die obere Hand und spüren Sie, wie Ihr Oberkörper sich aufrichtet. Atmen Sie an diesem Punkt der Bewegung ein. Lösen Sie nun den Druck des Kopfes in die Hand, während Sie ausatmen, und gestatten Sie sich etwas Entspannung. Machen Sie 12 Wiederholungen und wechseln Sie dann die Arme. Trainieren Sie mit beiden Seiten 2-mal 12 Wiederholungen.

Bitte beachten: Bleiben Sie bei dieser Übung in Ihrem Atemfluss und lockern Sie zwischen den Sätzen Schultern und Arme.

Variante: Sie können die aufrechte Position mit dem sanften Druck des Kopfes in die Hand auch für 12 Atemzüge halten.

Wirkung: Sie kräftigen Ihre Rückenstrecker und dürfen erfahren, wie gut es tut, dem oberen Rücken Länge zu schenken. Genießen Sie eine vertiefte Atmung.

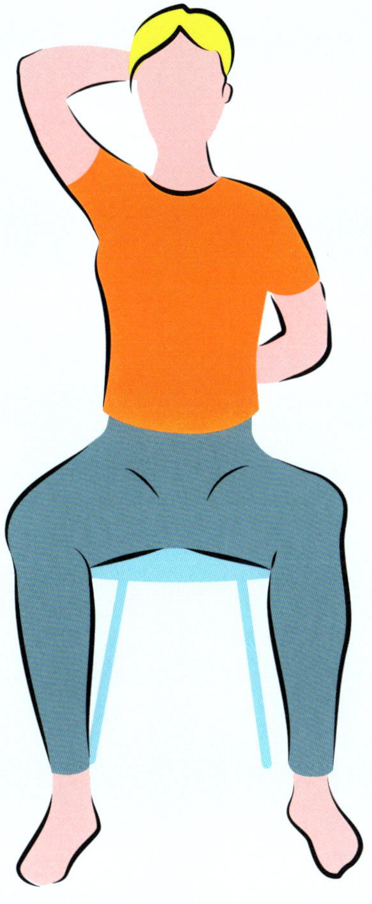

Bewegliches Zentrum

Werfen Sie das Handtuch und bringen Sie Ihre Brustwirbelsäule wieder auf Trab und entlasten Sie dadurch Hals- und Lendenwirbelsäule.

Ausgangsstellung: Sie trainieren in Rückenlage auf einer Trainingsmatte.

Vorbereitung: Falten Sie ein Handtuch längs und rollen Sie es zu einer festen Rolle auf. Legen Sie es quer auf die Matte und legen Sie sich mit der Brustwirbelsäule auf die Rolle. Ihre Beine sind aufgestellt. ❶

Bewegungsausführung: Falten Sie die Hände im Nacken, machen Sie ein Doppelkinn und bringen Sie die Ellenbogen vor dem Kopf zusammen. Legen Sie ein Bein angewinkelt über das andere. Führen Sie den Kopf zusammen mit den Armen in Richtung Boden. ❷ Bleiben Sie dabei unbedingt in der Doppelkinnposition. Wenn Sie schon ein angenehmes und deutliches Dehnungsgefühl im Rumpf spüren, bevor der Kopf den Boden berührt, können Sie die Zeigefinger ausstrecken und sie auf der Matte abstützen. Atmen Sie mindestens 12-mal tief durch und spüren Sie, wie die Dehnung nachlässt.

Bitte beachten: Bleiben Sie mit der Lendenwirbelsäule in permanentem Bodenkontakt und ziehen Sie den Nacken während der gesamten Dehnung lang.

Variante: Legen Sie das Handtuch an unterschiedlichen Stellen unter Ihre Brustwirbelsäule und beüben Sie die Bereiche, in denen Sie das deutlichste Dehnungsgefühl spüren.

Wirkung: Ihr gesamter Brustkorb wird beweglicher. Das entlastet die Lenden- und Halswirbelsäule (LWS und HWS).

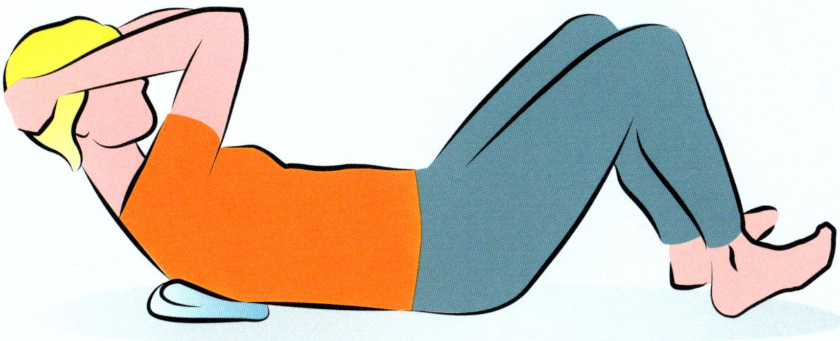

1

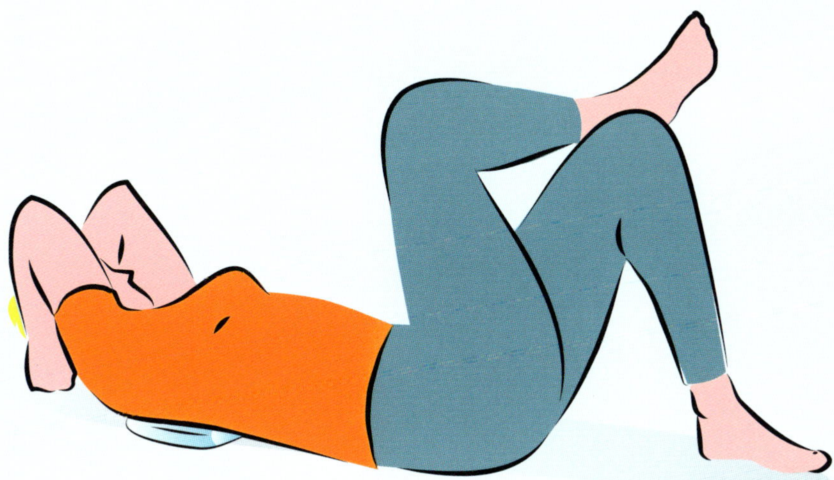

2

Streckerkraft

Mit dieser Übung wird die Brustwirbelsäule ordentlich gestreckt! Die Hals-Nacken-Region bedankt sich für die tolle Entlastung.

Ausgangsstellung: Sie stehen, die Beine hüftbreit auseinander, eine knappe Armlänge von einer Wand oder Tür entfernt.

Vorbereitung: Legen Sie Ihre Handflächen auf Augenhöhe an die Wand. Ihre Fingerspitzen zeigen nach oben. Gehen Sie langsam in die Kniebeuge, bis Ihr oberer Rücken angenehm gestreckt ist. Ihr Kinn ist eingezogen, der Nacken ist lang. ❶

Bewegungsausführung: Ziehen Sie Ihre Schultern tief und lösen Sie eine Hand von der Wand. Halten Sie den gestreckten Arm für die drei Sekunden von der Wand entfernt. ❷ Führen Sie nun die Hand zurück und lösen Sie die andere. Heben Sie jede Hand 6-mal ab und machen Sie drei Durchgänge.

Bitte beachten: Zwischen den Durchgängen können Sie die Übungsposition verlassen und die Schultern und den Rücken auslockern.

Hinweis: Eine leichte Abhebebewegung der Hand reicht schon aus, um die gewünschten Erfolge zu erzielen! Achten Sie auf eine saubere Ausführung.

Wirkung: Sie aktivieren sehr stark Ihre Rückenstrecker und die Schultermuskeln. Ihre Brustwirbelsäule wird ordentlich gestreckt. Das verbessert Ihre Haltung und entlastet Hals- und Lendenwirbelsäule.

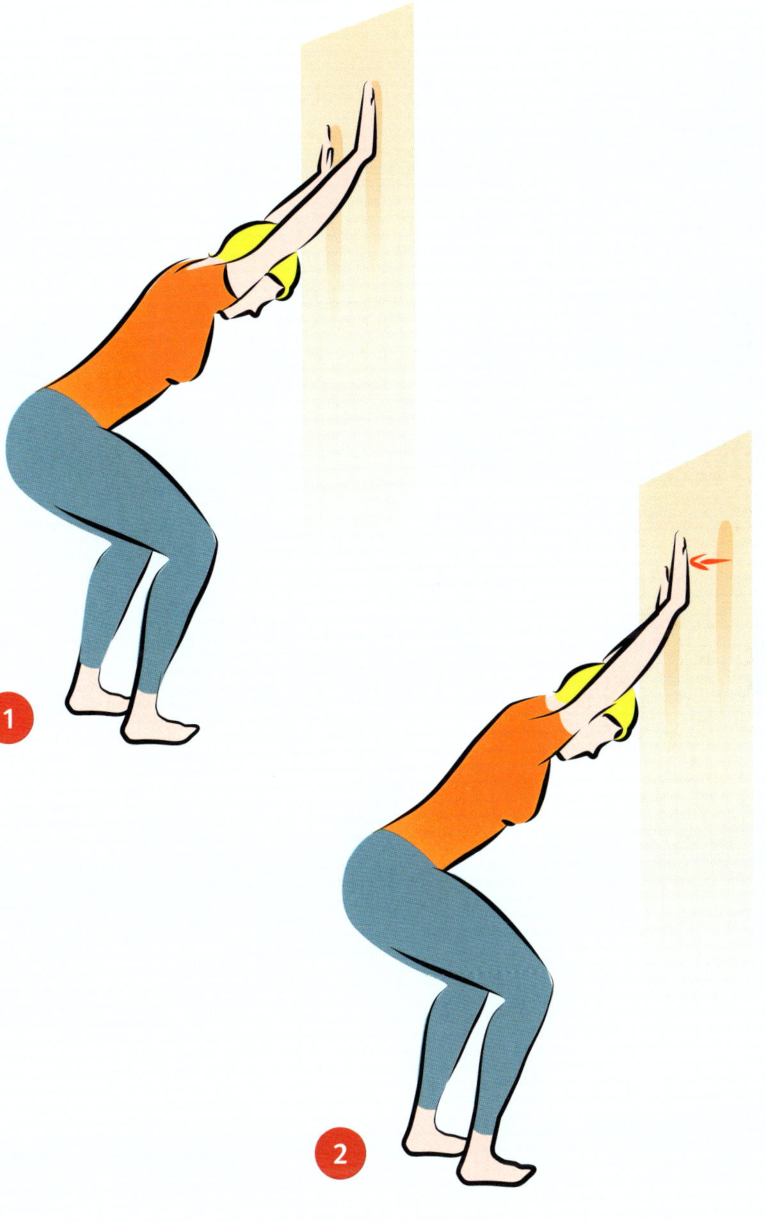

1

2

Register

Bibliografische Information der Deutschen Nationalbibliothek
Die Deutsche Nationalbibliothek verzeichnet diese Publikation in der Deutschen Nationalbibliografie; detaillierte bibliografische Daten sind im Internet über http://dnb.d-nb.de abrufbar.

Programmplanung: Celestina Filbrandt
Projektmanagement: Sabine Ilg
Redaktion: Julia Jochim
Bildredaktion: Christoph Frick, Marie Crämer
Covergestaltung: © Thieme
Layout: CYCLUS · Visuelle Kommunikation, Stuttgart

Bildnachweis:
Covermotiv und Bild S. 3: © pikovit/stock.adobe.com. Composed & edited by Thieme.
Autorenfotos: ATOS Website (Simons), H. Münch/Thieme (Fengler)
Inhalt: S. 4, 6, 8, 32, 48: © pikovit/stock.adobe.com. Composed & edited by Thieme.
Zeichnungen: S. 35 + 59–97: Susi Schaaf, Bellheim

1. Auflage 2024

TRIAS in Georg Thieme Verlag KG
Rüdigerstraße 14, 70469 Stuttgart, Germany
www.trias-verlag.de

Printed in Germany

Satz und Repro: Reemers Publishing GmbH, Krefeld
Druck: AZ Druck und Datentechnik GmbH, Kempten

Gedruckt auf chlorfrei gebleichtem Papier

ISBN 978-3-432-11766-9

Auch erhältlich als E-Book:
eISBN (ePub) 978-3-432-11767-6

1 2 3 4 5 6